Richa Gupta
Swapnali Mhatre
Mirella Vaz

Laminados e folheados

Richa Gupta
Swapnali Mhatre
Mirella Vaz

Laminados e folheados

ScienciaScripts

Imprint

Cover image: www.ingimage.com

This book is a translation from the original published under ISBN 978-3-659-61079-0.

Publisher:
Sciencia Scripts
is a trademark of
Dodo Books Indian Ocean Ltd. and OmniScriptum S.R.L publishing group

120 High Road, East Finchley, London, N2 9ED, United Kingdom
Str. Armeneasca 28/1, office 1, Chisinau MD-2012, Republic of Moldova, Europe
Printed at: see last page
ISBN: 978-620-8-31589-4

Índice

INTRODUÇÃO ... 2
HISTÓRIA ... 5
TERMINOLOGIAS ... 10
REVISÃO DA LITERATURA ... 11
DIAGNÓSTICO E PLANEAMENTO DO TRATAMENTO ... 28
INDICAÇÕES ... 38
CONTRA-INDICAÇÃO ... 42
VANTAGENS ... 44
DESVANTAGENS ... 46
TIPOS DE PREPARAÇÕES DENTÁRIAS ... 48
PASSOS PARA A PREPARAÇÃO DOS DENTES ... 52
ARMAMENTARIUM ... 68
RESTAURAÇÃO PROVISÓRIA ... 69
SELECÇÃO DE TONALIDADES ... 88
VINCULAÇÃO ... 93
COR ... 97
CONSIDERAÇÕES PERIODONTAIS NO PLANEAMENTO DO TRATAMENTO ESTÉTICO ... 105
OCLUSÃO ... 109
COMUNICAÇÃO LABORATORIAL ... 113
FOLHA DE INSTRUÇÕES DO PACIENTE ... 139
FACETAS INDIRECTAS DE RESINA COMPOSTA: UMA ALTERNATIVA 140
DIFERENTES MATERIAIS DISPONÍVEIS PARA O FABRICO DE FOLHEADOS LAMINADOS ... 150
PROGRESSOS RECENTES ... 166
REFERÊNCIAS ... 173

INTRODUÇÃO

"Todos os desejos humanos estão de alguma forma relacionados com a beleza."

O termo "estética" é emprestado da palavra grega "aesthesia", que significa sensação ou sensibilidade. Pode ser definido como "pertencente à apreciação do belo".

Nesta época de mudança, um período crucial em que a nossa sociedade está a mudar da economia industrial para a economia orientada para a informação/serviços, é emocionante perceber que está a ocorrer uma revolução paralela na profissão de dentista. Esta mudança de paradigma é impulsionada por uma extensa redução da doença, um aumento da mão de obra dentária e a descoberta de que mais de metade da nossa população, considerada pela profissão como o "mercado de necessidades não satisfeitas", tem menos doença em intensidade e frequência do que aqueles que atualmente nos procuram.[1]

Há ainda outra revolução que está a ocorrer simultaneamente nos materiais, nas técnicas e na filosofia da medicina dentária. A revolução nos materiais e na tecnologia, como evidenciado pela máquina de micro-fresagem Duret e outros sistemas emergentes, está a conduzir a um consultório dentário do futuro que já não utilizará as técnicas tradicionais de gesso. Um paciente pode, sem uma impressão ou provisório, ter a mais fina e precisa faceta, inlay, coroa ou ponte colocada durante a primeira visita, criando uma situação mais rentável tanto para o médico como para o paciente.

Nos tempos antigos, as pessoas procuravam cuidados dentários quase exclusivamente por razões estéticas. Em algumas culturas, os dentes eram escavados com brocas primitivas com o objetivo de implantar pedras preciosas. Noutros tempos, os dentes eram limados até ficarem pontiagudos ou afiados para imitar a dentição dos animais. Por vezes, eram (e ainda o são em algumas culturas) totalmente arrancados.

Ao longo de vários milhares de anos, a medicina dentária mudou muito pouco. No entanto, neste século, a ciência e a tecnologia forneceram as bases necessárias que impulsionaram a medicina dentária para campos inimagináveis há pouco tempo. Tornámo-nos competentes em salvar, preencher e endireitar dentes, e em educar o público sobre a importância de bons cuidados dentários. Como resultado,

cada vez mais pessoas consideram os dentes como uma necessidade essencial da vida.

Agora que podemos manter os dentes relativamente saudáveis durante toda a vida, grande parte da atenção voltou-se novamente para a sua aparência.

O homem, inicialmente preocupado apenas com a estética dentária, passou por todo o ciclo através da saúde e da função, e regressa agora à sua preocupação inicial.

A medicina dentária tem a sorte de, nesta altura específica de interesse pela medicina dentária estética, haver muitos materiais e procedimentos disponíveis para os pacientes - e estão sempre a ser desenvolvidos mais. Os objectivos da Medicina Dentária Cosmética devem ser os de proporcionar o máximo de melhorias estéticas com o mínimo de trauma para a dentição.

Há uma série de procedimentos que começam a aproximar-se dos parâmetros ideais da Medicina Dentária Cosmética, nomeadamente as facetas de porcelana. As facetas de porcelana são um desenvolvimento recente e muito excitante no armamentário dentário. Permitem ao dentista alterar a aparência, o tamanho, a cor, o espaçamento e, em menor grau, o posicionamento dos dentes. Muitos procedimentos de revestimento podem ser efectuados com pouca ou nenhuma preparação da dentição natural e, normalmente, não é necessária anestesia.

Devido ao grande progresso nas tecnologias adesivas, as restaurações sob a forma de facetas laminadas, facetas seccionais, inlays, onlays e overlays podem ser coladas ao esmalte e à dentina, sendo que as restaurações existentes requerem uma preparação mínima ou nula do dente.

Isto permite aos clínicos preservar o esmalte que protege a dentina e a polpa. Por conseguinte, as restaurações clássicas de cobertura total são atualmente consideradas modalidades de tratamento invasivas. Em particular, a restauração da dentição anterior pode ser efectuada com facetas laminadas .[2]

Uma faceta é uma folha fina de material colocada na superfície frontal do dente, utilizada para fins estéticos e de proteção. É normalmente uma camada fina de material de restauração que substitui o esmalte. Quando várias camadas finas de wafers são quimicamente coladas à estrutura do dente, dá-se o nome de faceta laminada. Uma faceta laminada é uma camada fina de cerâmica (indireta) ou compósito à base de resina (direta ou indireta) que cobre a superfície vestibular do dente.

A "laminação" é o processo que se refere à união dos materiais. Estes requerem uma profundidade de preparação mínima de 0,3-0,8 mm do dente para obter espessura suficiente para que o material atinja a forma e a cor necessárias. Isto é aproximadamente um quarto a metade da quantidade de redução do dente necessária para uma coroa de cobertura total. A diferença entre uma faceta e um laminado é que uma faceta é uma camada de material colocada sobre o dente para alterar a cor do dente, uma vez que são restaurações da cor do dente, enquanto os laminados mantêm a cor. As facetas são normalmente o material de escolha para uma abordagem conservadora e estética, uma vez que são restaurações da cor do dente para dar ao paciente um sorriso perfeito. Isto, por sua vez, melhora a autoestima e a confiança, impulsionando assim a vida social do paciente. Foram utilizadas pela primeira vez em 1928 por um dentista californiano, Charles Pincus, para alterar temporariamente a aparência dos dentes de um ator para a rodagem de um filme. Desde então, tem havido uma procura crescente de facetas como uma alternativa estética eficaz. São feitas de vários materiais, como a cerâmica,

porcelana, resina composta, resina composta micropreenchida, laminados acrílicos pré-formados, facetas de vitrocerâmica, etc. As facetas podem ser diretas ou indirectas, dependendo do método de produção.

Também podem ser classificadas como facetas diretas ou indirectas, dependendo da cobertura[4] A nova tecnologia de laminados oferece agora aos dentistas uma alternativa viável para os seus pacientes.

A melhor medicina dentária é não ter medicina dentária, e as pessoas remuneram-nos de bom grado por estarem bem e por se manterem bem, e por terem a certeza de que estão funcionalmente saudáveis. Nesta perspetiva, é possível conceber que quanto menos fizermos, mais seremos recompensados pelos nossos serviços; especialmente se compreendermos o conceito de "co-desenvolvimento orientado para os valores" dos honorários nos nossos esforços de marketing. A tecnologia emergente dos laminados encaixa-se perfeitamente nas necessidades e desejos deste novo consumidor abastado de serviços dentários. Os laminados são um tópico que deve estar no topo da lista de novas competências que todos os dentistas devem aprender se quiserem ser uma parte bem sucedida e próspera do novo mercado dentário.

HISTÓRIA

Quando a maioria dos dentistas pensa em medicina dentária estética, normalmente pensa no artigo do Dr. Buonocore em 19551 e não mais. Este foi o início da era moderna da dentisteria de resina, mas certamente não foi a primeira vez que os laminados cosméticos foram utilizados. Ao longo da história, as pessoas tentaram modificar os seus dentes de várias formas para corresponder aos valores predominantes da moda e do gosto. Mas no início deste século, surgiu um problema particularmente difícil.

Com o advento da fotografia e do cinema, era possível reproduzir uma imagem muito exacta e realista de um indivíduo. Qualquer marca desfigurante era também reproduzida com uma precisão desconcertante. Ao contrário das pinturas, em que o artista podia retocar as áreas afectadas, o filme era cruelmente verdadeiro. [5] Em muitas fotografias do século XIX, o grão da película cobre até certo ponto as manchas faciais, mas, significativamente, muito poucos dos sujeitos estão a sorrir. As manchas dentárias são assim cobertas pelos lábios. Provavelmente não é por acaso que muitos dos nossos antepassados parecem tão sérios e rigorosos; em muitos casos, estavam apenas a esconder dentes inestéticos.

Quando os filmes cinematográficos foram produzidos, a película era tão irregular que era impossível ver os traços faciais e as sequências em grande plano eram raras. Depois, no final da década de 1920, chegaram os talkies. Combinados com técnicas melhoradas de filmagem e projeção, que tornaram os pequenos detalhes mais facilmente visíveis, os cineastas de Hollywood viveram um dilema dentário. Tornou-se necessário que as estrelas de cinema tivessem sorrisos glamorosos.

O público esperava nada menos do que a perfeição dos seus heróis e heroínas, e os dentes faziam parte do pacote. Escusado será dizer que nem todos aqueles que eram, ou queriam ser, estrelas tinham uma dentição perfeita. Assim, a necessidade levou à invenção de melhores técnicas e materiais.

O Dr. Charles Pincus, médico de Beverly Hills, obteve a maioria dos seus pacientes da indústria cinematográfica. Entre eles estava o pessoal de maquilhagem de vários estúdios. Quando estes traziam os problemas dentários das suas estrelas a Pincus, este começava a experimentar certas técnicas para melhorar a sua aparência. O trabalho dentário tinha de ter bom aspeto para o trabalho de câmara em grande plano, ser confortável na boca durante períodos mais longos e ser colocado de forma a não interferir com a fala. Por fim, Pincus desenvolveu um revestimento de porcelana que cumpria estas condições". Cozinhou uma fina camada de porcelana sobre uma folha de platina. Esta não era usada na boca continuamente e as estrelas usavam-nas apenas quando actuavam.[6] Não eram coladas aos dentes; de facto, eram

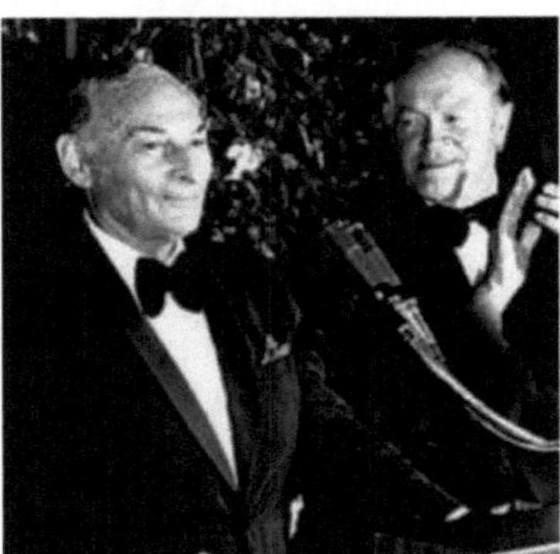

Figura 1- Dr. Charles Pincus - O Pai da Odontologia Estética

colado temporariamente no lugar com pó de dentadura. Assim nasceu o "Sorriso de Hollywood". Os dentistas passaram os anos seguintes a tentar corresponder às expectativas dos seus pacientes. Foram utilizados vários materiais na técnica de Pincus, e todos eles tinham a mesma limitação principal. Sem qualquer meio de fixação segura aos dentes, eram de pouca utilidade prática. Esta situação mudou radicalmente em 1955 com a descoberta da colagem. Finalmente, os materiais dentários podiam ser fixados com segurança à estrutura dentária, mas os materiais disponíveis na altura não satisfaziam as necessidades da medicina dentária estética. As primeiras tentativas de colagem estética utilizaram acrílico dentário e não tiveram êxito devido ao sabor desagradável do monómero residual e às manchas e odores bucais que o material acrílico retinha. Não era uma solução estética.

Depois, em 1972, o Dr. Alain Rochette publicou um artigo que descrevia em pormenor uma combinação inovadora de colagem de esmalte com ataque ácido com uma restauração de porcelana. A porcelana em si não foi gravada, mas foi pré-tratada com um agente de acoplamento para promover a adesão química de um agente de cimentação de resina não preenchida. Infelizmente, embora o Dr. Rochette tenha relatado excelentes resultados ao longo de um período de observação de três anos, parece que a sua criação estava demasiado à frente do seu tempo e não se ouviu falar mais desta técnica durante muitos anos. Em vez disso, a ênfase foi colocada no melhoramento dos materiais dentários plásticos utilizados para aplicação direta no esmalte gravado. Aos acrílicos e às resinas não preenchidas seguiram-se as resinas preenchidas e depois as resinas compostas macrofill. Cada material representou uma melhoria em relação à geração anterior de materiais, mas cada um deles foi abandonado porque nenhum cumpria o requisito principal da restauração estética: criação e manutenção de uma aparência melhorada.

Durante todas estas tentativas, o sonho de restaurar a aparência estética de um paciente comprometido sem recorrer à cobertura total não passou de um sonho.[7]

Infelizmente, embora o Dr. Rochette tenha relatado excelentes resultados ao longo de um período de observação de três anos, parece que a sua criação estava demasiado à frente do seu tempo, e não se ouviu falar mais da técnica durante muitos anos. Em vez disso, a ênfase foi colocada no melhoramento dos materiais dentários plásticos utilizados para aplicação direta no esmalte gravado. Aos acrílicos e às resinas não preenchidas seguiram-se as resinas preenchidas e depois as resinas compostas macrofill. Cada material representou uma melhoria em relação à geração anterior de materiais, mas cada um deles foi abandonado porque nenhum cumpria o requisito principal da restauração estética.

LAMINADOS PLÁSTICOS PRÉ-FORMADOS

Na década de 1970, foi apresentada à profissão dentária uma técnica de cosmética dentária que utilizava laminados plásticos pré-formados processados em fábrica[7] (Mastique, Caulk- Dentsply, Milford,Delaware). Esta técnica prometia um tratamento simples e duradouro, através do qual os dentes inestéticos poderiam ser tratados cosmeticamente sem recorrer à cobertura total da coroa.

A técnica consistia em fazer corresponder laminados de plástico pré-formados aos dentes a revestir e depois modificá-los na cadeira até se conseguir uma adaptação bastante próxima.

De seguida, através da utilização de um agente de união de compósito, o laminado foi colado à superfície dentária condicionada. Através da utilização criteriosa de várias tonalidades de compósito, as deformidades subjacentes puderam ser disfarçadas, obtendo-se um resultado estético.

O laminado Mastique era relativamente fácil de colocar nos dentes, mas o kit fornecia apenas uma seleção moderada de diferentes formas e tamanhos. Uma vez escolhida a faceta adequada, o dentista tinha de a moldar para se adaptar ao dente selecionado. Assim, embora a colagem fosse simples, o procedimento continuava a ser sensível à técnica e, consequentemente, foram registados vários níveis de sucesso.

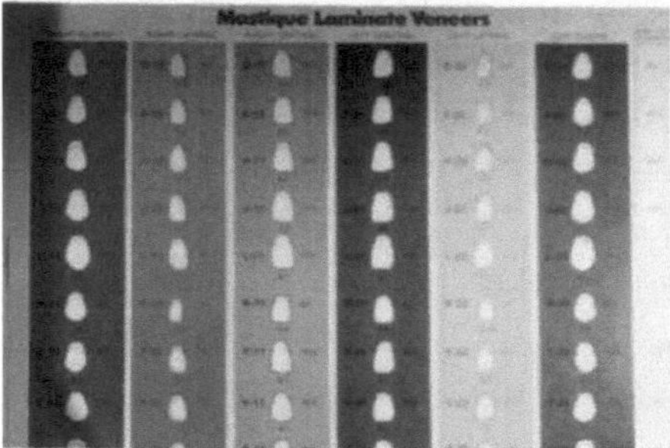

Figura 2- Sistema Mastique Laminado

A arte de revestir os dentes progrediu ao longo de 30 anos até à atual geração de conceitos e materiais, que podem ser divididos em duas categorias:

(1) Facetas de resina composta fabricadas diretamente (ou seja, colocadas à mão livre), e

(2) Facetas fabricadas indiretamente, tais como laminados pré-formados ou facetas fabricadas em laboratório em resina acrílica, resina micropreenchida ou porcelana.

FACETAS DIRECTAS :-

A investigação de Buonocore sobre a técnica de condicionamento ácido em 1955, combinada com a utilização posterior de resinas preenchidas por Bowen, proporcionou a tecnologia que permite a ligação mecânica entre o dente condicionada e as resinas preenchidas (ligação direta). Embora estes tenham sido grandes avanços na investigação dentária, no início dos anos 60, esta tecnologia de ligação foi pouco utilizada em termos estéticos durante quase uma década. Isto deveu-se em parte à limitação das resinas autopolimerizáveis disponíveis, que não permitiam tempo de trabalho suficiente para o dentista recriar uma superfície labial antes de a resina composta se polimerizar quimicamente.[5]

A introdução de resinas compostas fotopolimerizáveis no início e em meados da década de 1970 permitiu ao dentista uma maior flexibilidade. As vantagens das resinas compostas fotopolimerizáveis, como o maior tempo de trabalho e a química melhorada, em comparação com as resinas compostas autopolimerizáveis, marcaram a entrada na próxima geração de materiais estéticos. As resinas compostas fotopolimerizáveis visíveis estavam a substituir as resinas compostas autopolimerizáveis no final da década de 1970 e eram preferidas para restaurações estéticas anteriores. A ligação direta com ácido provou ser vantajosa, mas a suscetibilidade a manchas, a fraca resistência ao desgaste e a falta de fluorescência natural estimularam a procura contínua de materiais melhorados.

FACETAS INDIRECTAS

A ideia de restaurar os dentes para fins estéticos tornou-se mais amplamente aceite pela comunidade dentária à medida que foram ficando disponíveis novas técnicas e materiais de restauração estética. Faunce descreveu uma faceta pré-fabricada de resina acrílica de peça única como uma alternativa melhorada à colagem direta com ácido.[8]

TERMINOLOGIAS

Folheado-

- Uma folha fina de material geralmente utilizada como acabamento - **GPT 9**

- Uma faceta é uma camada de material da cor do dente que é aplicada a um dente para restaurar defeitos localizados ou generalizados e descolorações intrínsecas. - **Studervant**

Restaurações de facetas laminadas

- Restauração estética conservadora de dentes anteriores para disfarçar a descoloração, restaurar dentes malformados, fechar diastemas e corrigir o alinhamento dentário menor. - **Dicionário dentário de Mosby**

Revestimento laminado de porcelana

- Uma restauração cerâmica fina e colada que restaura as superfícies facial, incisal e parte das superfícies proximais dos dentes que requerem uma restauração estética - **GPT 9**

Folheado laminado de resina composta

- Uma restauração de resina composta fina e colada que restaura as superfícies faciais, incisais e parte das superfícies proximais dos dentes que requerem uma restauração estética. **GPT 9**

REVISÃO DA LITERATURA

O Dr. Buonocore (1955)[5] mencionou o conceito de condicionamento ácido e a sua capacidade de aumentar a força de ligação química e mecânica às superfícies de esmalte. Percebeu que o tratamento ácido do esmalte aumentava: (a) um enorme aumento da área de superfície devido ao condicionamento ácido; (b) a exposição da estrutura orgânica do esmalte que serve de rede, na qual o acrílico pode aderir; (c) a formação de uma nova superfície devido à precipitação de uma nova substância, por exemplo, oxalato de cálcio, complexo orgânico de tungstato, etc., à qual o acrílico pode aderir;

(d) a remoção da superfície antiga, totalmente reactiva e inerte do esmalte, expondo uma superfície fresca e reactiva mais favorável à adesão; e (e) a presença na superfície do esmalte de uma camada adsorvida de grupos fosfato altamente polares, derivados do ácido utilizado. Independentemente dos mecanismos envolvidos, no entanto, sabemos que podemos aumentar notavelmente a adesão através de tratamentos ácidos devido a um grande aumento da área de superfície e que o efeito pode ser um fenómeno puramente físico, com outros ácidos capazes de produzir o mesmo resultado.

Faunce FR Myers DR (1976)[6] descreveu uma técnica que permite a restauração rápida de dentes fracturados, malformados ou com descoloração acentuada. A utilização de facetas laminadas pré-formadas e de cor sombreada permite ao dentista obter restaurações de ligação direta com aspeto superior e tempo mínimo de cadeira. Concluíram que a luz ultravioleta (nuva- lite) penetra em facetas de até 2 mm de espessura e cura eficazmente os materiais de enchimento (concise e adaptic), que parecem ser igualmente eficazes, embora o tempo de trabalho seja reduzido. Os autores sugeriram que não foram registados problemas clínicos com esta técnica e que, após dois anos, as facetas se encontravam intactas. As facetas laminadas permitem ao dentista obter uma estética consistente com um tempo mínimo de cadeira

Iwashita et al (1977)[12] estudaram o efeito da porcelana de cobertura total e os desenhos de facetas parciais na adaptação de uma coroa de cerâmica metálica. Verificaram que os espécimes de cobertura total apresentaram a maior alteração de espaço de 187µm. A maior parte da discrepância marginal ocorreu após o

procedimento de desgaseificação. O efeito do diferencial de contração térmica entre o metal e a porcelana também foi
consideradas significativas.

T Tanaka (1978)[13] efectuou um estudo no qual foram preparados nove tamanhos diferentes de pó esférico, tendo sido avaliada a sua eficácia como dispositivos de retenção
em comparação com os disponíveis comercialmente. O pó esférico de diâmetro mais pequeno (n.º 5) deu os melhores resultados de todos os dispositivos de retenção testados. As propriedades físicas das resinas desempenham um papel importante na força de retenção com as pérolas de retenção n.º 5. A força de retenção foi reduzida quando foi utilizada uma resina frágil. A força de retenção do revestimento de resina foi grandemente afetada pelo ângulo de tensão na resina incisal. A força de retenção aumentou à medida que o ângulo entre o eixo longitudinal do espécime e a direção da tensão diminuiu.

D R Avery (1980)[14] Os sistemas de resina de revestimento laminado têm sido defendidos para a restauração estética de dentes anteriores superiores descoloridos ou malformados. Foi descrita uma técnica para efetuar essas restaurações. As restaurações de facetas laminadas provaram ser satisfatórias como restaurações provisórias para dentes permanentes jovens. São necessários estudos clínicos a longo prazo para determinar melhor a sua durabilidade cosmética e física, bem como a compatibilidade com os tecidos moles.

Ronk L. Sterling (1981)[15] descreveu uma técnica laboratorial direta para o fabrico de restaurações laminadas dentárias. Segundo ele, a técnica laboratorial direta para o fabrico de restaurações laminadas dentárias proporciona uma boa compatibilidade com os tecidos moles e um aspeto estético, reduzindo o tempo de cadeira e aumentando o conforto do paciente. Afirmou que, embora com as vantagens acima mencionadas, este método tem algumas desvantagens, tais como a incapacidade de suportar forças de incisão e, por conseguinte, não é recomendado para relações de extremidade a extremidade de cobertura anterior mandibular ou más oclusões de classe II.

D C Smith, F Pulver (1982)[1] 6 descreveram quatro técnicas básicas: (a) colocação à mão livre de resinas acrílicas curadas a frio ou fotopolimerizáveis, (b) utilização de uma forma de coroa com a técnica (a), (c) laminado acrílico comercialmente realizado colado ao dente com resinas acrílicas curadas a frio ou fotopolimerizáveis e (d) laminados pré-formados feitos individualmente e colados como em (c). É necessária uma técnica meticulosa de condicionamento ácido, incluindo a utilização de ácido fosfórico a 35% durante até 120 segundos em superfícies difíceis, como o esmalte primário ou altamente fluorizado. É necessário um cuidado especial na margem gengival, uma vez que se obtém uma ligação deficiente entre a dentina e o cimento. Podem ser obtidos resultados bem sucedidos com as quatro técnicas, depois de adquirida experiência. A técnica mais rápida e flexível é a (a), enquanto a (d) é capaz de obter o melhor contorno, adaptação e estética. No entanto, na técnica d), os procedimentos laboratoriais aumentam os custos. As resinas mais convenientes para a colocação à mão livre e

As resinas fotopolimerizáveis (compostas) são utilizadas para a colagem de facetas. As resinas de polimerização a frio têm um tempo de trabalho curto e são melhor utilizadas com um primário de resina não preenchido. Estudos clínicos indicam que se pode esperar uma vida útil de, pelo menos, 3-4 anos para as facetas de esmalte, se for evitada a cobertura incisal. Estão em curso investigações para melhorar a durabilidade.

L Ehrnford (1983) [17]

Os folheados descritos pelo autor foram fabricados a partir de folhas constituídas por uma rede tridimensional de fibras de vidro ultrafinas sinterizadas. As folhas foram moldadas por um processo de vácuo-pressão

e depois impregnado com uma resina líquida. A impregnação foi efectuada com um método que permitiu controlar a profundidade de penetração. A resina foi curada com radiação UV sob N2. Com a utilização de resinas contendo TiO2, o revestimento obteve um aspeto semelhante ao esmalte. Um teste de abrasão in vitro com escova de dentes mostrou uma elevada resistência ao desgaste e um brilho persistente da superfície. A microscopia eletrónica de varrimento e a microscopia de luz mostraram estruturas de vidro reflectoras de luz bastante lisas e planas na superfície.

M L Cannon et al. (1984)[18] descreveram que as facetas de resina laminada pré-formadas devem ser adaptadas de perto aos dentes para reduzir a espessura da camada de compósito. As resinas compostas são difíceis de acabar, mas as facetas laminadas podem ser altamente polidas. As superfícies de facetas mal acabadas parecem desgastar-se para uma superfície mais lisa com a escovagem dos dentes, enquanto as superfícies de compósito mal acabadas permanecem rugosas. Para reduzir a perda de material devido à abrasão, a restauração de facetas deve ser altamente polida. O polimento da faceta na margem gengival é particularmente importante para a saúde gengival.

J.J. Nichollas (1986)[20] efectuou um estudo para determinar a resistência de união à tração de várias resinas de cimentação às cores Visco Gem e Denta. A escolha das resinas de cimentação baseou-se na fluidez do produto e, em particular, na capacidade de corresponder à tonalidade dos materiais de revestimento pré-fabricados. Incluiu-se que as forças de tração são as principais responsáveis pela deslocação do revestimento estético que é cimentado com resinas micropreenchidas. Os produtos utilizados foram diluídos com a resina transparente do fabricante, que flui facilmente sob pressão, reduzindo assim a possibilidade de fratura do revestimento.

F. Quinn e R.J. Mc Connell (1986)[21] afirmaram que os laminados de porcelana constituem uma nova opção viável de modalidade de tratamento para a descoloração ou hipoplasia dos dentes anteriores. A sua longevidade (dois anos) justifica certamente a sua consideração no tratamento de jovens adultos e adolescentes, onde outras formas de tratamento podem ser prejudiciais para a polpa e/ou para o periodonto.

Omar Zidan e Garry Hill (1986)[22] avaliaram quantitativamente a força de ligação e a quantidade de perda de superfície com uma vasta gama de concentrações de ácido fosfórico. Concluíram que a perda de superfície do esmalte dependia da concentração do ácido. A perda máxima ocorreu no intervalo de 20% a 50%. O esmalte condicionado com baixas concentrações de HPO4 proporcionou uma força de ligação adequada que não foi afetada pelo longo tempo de armazenamento em água. De um ponto de vista biológico, relativamente às concentrações de ácido, é preferível utilizar uma concentração baixa que cause uma perda mínima de esmalte, assegurando simultaneamente uma ligação adequada.

I Stangel, D Nathanson (1987)[23] descreveram a resistência de união ao cisalhamento da resina composta à porcelana, que foi investigada para otimizar as variáveis para a união de facetas laminadas de porcelana. A microscopia eletrónica de varrimento foi inicialmente utilizada para examinar a configuração da superfície da porcelana preparada sob várias condições. Foi realizada uma experiência fatorial para determinar os efeitos de três métodos de colagem diferentes em porcelana gravada e não gravada. A resina composta foi colada aos grupos de porcelana utilizando (a) resina não preenchida, (b) silano e (c) silano com adesivo dentinário. Os resultados indicaram uma diferença significativa na resistência de união ao cisalhamento para os três grupos de união, dependendo da condição da superfície da porcelana. Para as amostras não condicionadas, foram obtidas diferenças significativas na resistência de união para todas as três condições de união. No entanto, para o grupo condicionado, não se registaram diferenças entre os grupos de silano e silano com adesivo de dentina. O condicionamento da porcelana aumentou significativamente a resistência da ligação em todos os três métodos de ligação e foi o principal contribuinte para os valores obtidos.

Anthony HL. Tjan, James R. Dunn e lan R. Sanderson (1989)[24] avaliaram a microinfiltração de facetas laminadas de porcelana convencional e de cerâmica fundida Dicor, coladas quer inteiramente em esmalte condicionado por ácido, quer com as margens cervicais em dentina. Foram utilizadas e comparadas três marcas de sistemas de cimento de resina composta activados por luz. As facetas laminadas foram coladas a incisivos centrais maxilares humanos extraídos e foi medida a extensão da microinfiltração marginal. Os resultados indicaram uma microinfiltração marginal mínima sob ambos os tipos de facetas cerâmicas coladas a todas as preparações de esmalte. Foi observada uma fuga acentuadamente maior na interface dentina-resina composta nas facetas com margens cervicais colocadas na dentina.

Cherilyn G. Sheets e Tadanori Tangiguchi (1990)[25] discutiram as restaurações de facetas de porcelana, incluindo preparações, materiais de impressão, materiais de moldagem, refractários, moldagem, manuseamento da porcelana, a prova e a cimentação final. São descritas as técnicas para aumentar a precisão marginal, estabelecer uma cor policromática natural previsível com a porcelana, que estabelece bons contornos e texturas de superfície, e encurtar o tempo de colocação final. A preparação do dente é recomendada rotineiramente, assim como a combinação de matrizes de epóxi, refrator moldes e técnicas de construção anatómica. A ênfase é colocada numa estreita relação de trabalho e comunicação entre o dentista, o técnico dentário e o paciente.

K.L. Okefe, P.L. Pease, H.K. Herrin (1991)[26] discutiram que a transmitância espetral de facetas laminadas de porcelana foi medida em três espessuras diferentes (0,50, 0,75, I mm) e três opacidades diferentes (25%, 75% e 100%). Os resultados indicaram que a espessura do laminado de porcelana era o principal fator que afectava a transmissão da luz e não a opacidade.

Herbert Victor Exner (1991)[27] investigou o estudo da previsibilidade da cor (matiz, valor e croma) em três superfícies ilustradas de revestimentos cerâmicos e a medida em que os laminados podem ser adaptados à cor através da utilização de corantes e opacos na superfície de encaixe. Os resultados mostraram discrepâncias significativas encontradas na correspondência de cor final. O dentista deve optar por uma cor mais clara e translúcida, que pode ser modificada antes da cimentação final

K.K.K. Hui et al (1991)[28] efectuaram um estudo invitro, utilizando a análise dinâmica de tensões e a fotoelasticidade bidimensional, para correlacionar a resistência de facetas de porcelana fabricadas com três desenhos diferentes, demonstrando que o tipo de preparação em janela era o mais forte em comparação com os desenhos sobrepostos e emplumados. Também confirmou que a resistência da faceta não era proporcional à sua espessura.

P. Sema, Kedici, Betul Knlipcllar & Omer G. Billr (1992)[29] realizaram um estudo que comparou a resistência de união ao cisalhamento de facetas laminadas de porcelana, fabricadas em matrizes refractárias, que foram alongadas incisalmente em 0,5 mm. Este estudo determina o efeito dos revestimentos protectores na resistência de união das facetas de porcelana quando o comprimento incisal das facetas foi alongado por razões estéticas. Concluíram que as facetas laminadas podem ser alongadas para além da estrutura dentária de suporte. Para resistir à falha coesiva da faceta de porcelana, a espessura deve ser aumentada, quando a dentina é exposta na preparação do dente para a colocação da faceta laminada. Os revestimentos de ionómero de vidro são eficazes na proteção da superfície da dentina contra os agentes condicionadores e permitirão uma boa força de ligação da faceta à estrutura dentária

Alton M. Lacy, Craig Wada, Weiming Du & Larry Watanabe (1992)[30] estudaram o efeito in vitro do tratamento da superfície dentária na selagem de facetas laminadas de porcelana e resina à estrutura dentária. Os resultados não revelaram qualquer fuga em torno das margens das facetas totalmente delimitadas pelo esmalte. Verificou-se uma fuga total em torno da restauração de ionómero de vidro e uma fuga quase total ao longo da interface resina-dentina das facetas de resina. As facetas de porcelana que se estendiam até à dentina mostraram fugas variáveis mas limitadas em quatro dos cinco tratamentos com agentes adesivos.

John A. Sorensen, et al (1992)[31] avaliaram a adaptação marginal e a micro fuga de facetas de porcelana feitas com as técnicas de folha de platina e matriz refractária. Concluíram que as facetas de folha de platina tinham uma adaptação marginal vertical significativamente melhor, mas tinham significativamente mais contorno do que as facetas de matriz refractária. Foram observadas microfugas universais na interface de resina composta do dente e microfugas negligenciáveis na interface de resina composta de porcelana. Não foi encontrada qualquer relação entre a quantidade de abertura marginal vertical e a quantidade de microfugas.

J.G. Wall, M.H. Reisbick e Espeleta K.G. (1992)[32] analisaram que as facetas laminadas de porcelana foram feitas usando uma matriz de folha de platina e foram subsequentemente cimentadas a dentes anteriores mandibulares. A espessura da película de cimento foi medida em seis locais pré-determinados. A espessura marginal da película de cimento de facetas feitas em folhas de platina foi inferior à relatada para facetas feitas em matriz arefractária.

Steven A. Lang e Citord B. Starr (1992)[33] analisaram o facto de os materiais vitrocerâmicos fundidos apresentarem propriedades que os tornam extremamente úteis para determinadas aplicações dentárias. Apresentam dureza, resistência à abrasão, coeficiente de expansão térmica e translucidez semelhantes aos do esmalte. A utilização da técnica de fundição por cera perdida para obter uma forma e margem anatómicas precisas permite uma maior precisão durante o fabrico de facetas. O procedimento laboratorial demora mais tempo do que as facetas de porcelana tradicionais, mas, quando corretamente manuseado, proporciona resultados superiores. A capacidade do dentista para maximizar a estética e diminuir o tempo de cadeira faz com que esta técnica seja suscetível de ser cada vez mais utilizada no futuro.

Cherilyn G. Sheets e Tadanori Taniguchi (1993)[3] 4descreveram uma técnica de multi-matrizes que permite a construção de folheados laminados em matrizes refractárias amovíveis num molde de pedra. Este sistema proporciona flexibilidade e precisão com menos tempo de cadeira quando utilizado em combinação com matrizes de resina epóxida. Podem ser utilizadas várias técnicas de restauração em simultâneo com um molde mestre, e é dada ênfase a relações de trabalho harmoniosas entre o dentista, o técnico de prótese dentária e o doente.

Fredrick M. Mclntyre (1993)[35] afirmou que é importante para a dentisteria de restauração proporcionar uma saúde periodontal óptima ao colocar uma restauração de laminado de porcelana. É dada atenção aos pormenores na margem cervical durante a preparação e colocação de um laminado de porcelana. Quando o laminado de porcelana está a ser cimentado, a colocação do cordão de retração evita a contaminação da margem cervical com fluido sulcular e facilita o acabamento da margem cervical, actuando como uma barragem para limitar o fluxo do compósito de cimentação. Colocação de um fio de retração no momento da cimentação do dente

A preparação ajuda a (i) localizar a junção cemento-esmalte, (ii) avaliar o perfil de emergência do dente, (iii) visualizar a espessura do esmalte na superfície cervical do dente, e (iv) proteger o tecido gengival durante os procedimentos de instrumentação rotativa e facilitar a realização da impressão.

Nehir Ozden, Funda Akaltan & Gulsen Can (1994)[36] avaliaram a resistência de união ao cisalhamento entre a porcelana e o cimento de cura dupla com diferentes tratamentos de superfície da porcelana. Os resultados mostram que a maior resistência média de união foi alcançada com a utilização de silano juntamente com um procedimento de desbaste mecânico.

Smeih Berksun, P. Sema Kedici e Betul Kalipcilar (1994)[37] descrevem um procedimento para a realização de facetas laminadas de porcelana, utilizando uma matriz de resina acrílica pré-formada para reproduzir a forma original do dente e a textura da superfície. O procedimento pode ser modificado para permitir alterações aos contornos originais, adicionando cera ou esculpindo um molde preliminar. É feita uma impressão de silicone dos dentes no pré-operatório ou do molde alterado e é utilizada para construir uma matriz de resina acrílica translúcida curada pelo calor. A matriz é ajustada ao molde de trabalho e utilizada para condensar a porcelana para as facetas.

David J. Pippin et al (1995)[38] efectuaram um estudo que comparou a saúde periodontal e a aceitabilidade clínica de incisivos superiores restaurados com facetas de porcelana Vs coroas de porcelana fundida em metal. Os estudos mostram que os PFMs parecem ter efeitos deletérios acrescidos na gengiva, com pontuações mais elevadas no índice de margens de ensino em comparação com as pontuações das facetas com o mesmo índice de margens, também mais susceptíveis a cáries secundárias. A faceta de porcelana parece ser clinicamente aceitável, restaurações duráveis para dentes anteriores superiores.

Maya Zalkind e Nira Hochman (1997)[39] descrevem uma técnica de restauração provisória que utiliza uma matriz de plástico transparente formada a vácuo ou um sistema de matriz de massa e uma coroa de policarbonato pré-formada. A técnica consome menos tempo, é pouco dispendiosa e tem um resultado mais estético do que outras técnicas.

Yaman et al (1997)[40] efectuaram um estudo utilizando duas marcas diferentes de discos de porcelana (fortune e Optec) que continham várias quantidades de porcelanas modificadoras para alterar a opacidade, que foram cimentadas com cimento resinoso não corado a um substrato de cor escura. A porcelana Fortune mostrou um aumento progressivo na quantidade de alteração produzida à medida que a porcelana modificadora era aumentada, enquanto a porcelana Optec mostrou uma diminuição na quantidade de alteração à medida que a porcelana modificadora era aumentada.

M. Peumans et al (1998)[41] avaliaram o desempenho clínico global das facetas de porcelana ao fim de 5 anos e concluíram que as facetas de porcelana labial oferecem um procedimento fiável e eficaz para o tratamento conservador de dentes anteriores descolorados, malformados e desalinhados.

P.A. Brunton e N.H.F. Wilson (1998)[42] investigaram as variações na preparação para facetas laminadas de porcelana na prática dentária geral. O chanfro da margem gengival e proximal é defendido para facetas laminadas de porcelana. De um modo geral, foram descritos quatro tipos de redução incisal: *Preparação em janela / Intra-esmalte - Bordo incisal emplumado. - Borda incisal sobreposta.

*Chanfro incisal.

Pascal Magne e William H. Douglas (1999)[43] investigaram o princípio biomimético na reconstrução de facetas de porcelana, ou, por outras palavras, avaliaram até que ponto a restauração pode imitar a biomecânica e a integridade estrutural do dente original utilizando um procedimento de cimentação optimizado. Espera-se que as facetas de porcelana apresentem tais caraterísticas mesmo quando coladas a uma superfície extensa de dentina. Os resultados apresentados favorecem o comportamento biomimético de facetas de porcelana coladas a dentes utilizando um modo de aplicação optimizado de adesivo dentinário, uma vez que esta modalidade de tratamento provou restaurar tanto o comportamento mecânico como a microestrutura do dente intacto.

R.R. Braga, R.Y. Ballester e M.R.0. Carrilho (1999)[44] avaliaram a resistência ao cisalhamento inicial da união entre porcelana e dentina, utilizando cimentos de polimerização dupla. Ambos os cimentos dual cure apresentaram resultados semelhantes. A resistência de união dos cimentos dual-cure à dentina foi maior em todos os intervalos de tempo do que a obtida para o material quimicamente ativado. Os valores elevados para o coeficiente de variação confirmaram a natureza sensível à técnica do procedimento de ligação porcelana/dentina. Embora os cimentos de dupla polimerização atinjam valores mais elevados de resistência de união mais rapidamente do que o material quimicamente ativado, não se recomenda que se faça tensão na união até 90 minutos após a cimentação, porque a resistência nessa altura é muito inferior à máxima.

Herbert Dumfahrt (1999)45 realizou uma avaliação retrospetiva após 1 a 10 anos de serviço das facetas laminadas de porcelana, com o objetivo de avaliar a aplicabilidade clínica e a probabilidade de sobrevivência das facetas laminadas de porcelana durante um período de observação de até 10 anos. O autor constatou que o conceito de facetas laminadas de porcelana proporciona excelentes restaurações estéticas e conservadoras, mas ressalta que o procedimento de cimentação e acabamento é altamente demorado.

Feimin Zhang, Guido Heydecke e Michael E. Razzoog (2000)[4] 6 compararam as alterações estudadas nas coordenadas de cor CIE Lab de dentes manchados simulados quando cobertos com o disco de núcleo de óxido de alumínio, isoladamente e depois de os discos terem sido revestidos com 3 tons diferentes de porcelana. O óxido de alumínio sozinho tem um grau de capacidade de mascaramento; a cor resultante das facetas de porcelana com a utilização deste material pode ser modificada com sucesso com a porcelana de revestimento.

Susane Szepetal (2000)[47] examinou o efeito do ácido fluorídrico tamponado a 9,5%, do ácido O-fosfórico a 36%, isoladamente e em combinação, na estrutura da superfície da dentina humana cortada. Concluiu que a aplicação tópica de ácido fluorídrico parecia fornecer uma superfície dentinária com um precipitado amorfo de flúor. Esta camada pode ser importante tanto para a resistência da cárie dentária na dentina como para as reacções de ligação.

Galiatsatos A. Aristidis (2000)[48] descreveu um relatório clínico, no qual um canino primário (retido na dentição adulta) foi recontornado incisalmente e interproximalmente com uma porcelana condicionada que demonstrou sucesso clínico, sendo uma alternativa aos requisitos da medicina dentária conservadora, nomeadamente a preservação da substância dentária e a salvaguarda da vitalidade do dente primário. O procedimento de condicionamento foi efectuado duas vezes, aplicando gel condicionador de ácido fosfórico a 30% no dente preparado.

Jacopo Castelnuovo et al (2000)[49] avaliaram a carga de fratura e o modo de falha de facetas cerâmicas, com 4 desenhos de preparação de dentes, que foram coladas em incisivos centrais maxilares humanos extraídos. As seguintes conclusões foram retiradas do seu estudo:

1. As facetas de cerâmica com 2,0 mm de cerâmica incisal sem suporte e as facetas de cerâmica com junta de topo e facetas de cerâmica com bordo incisal emplumado foram as mais fortes e permaneceram intactas.
2. Uma câmara palatina não aumentou a resistência das facetas cerâmicas.
3. Com base nesta investigação in vitro, os dentes fracturados com até 4,0 mm de estrutura dentária em falta podem ser restaurados com facetas cerâmicas reforçadas com leucite. Os valores de carga de fratura registados foram comparáveis a desenhos mais conservadores em relação à quantidade de cerâmica incisal sem suporte.
4. As facetas cerâmicas com articulação incisal oferecem várias vantagens clínicas, tais como a preparação do dente, o fabrico da faceta cerâmica, a manipulação e a inserção.

Henry H.W., Fredrick C.S. e Alastair N. Stokes (2001)[50] investigaram os efeitos individuais e combinados do tratamento endodôntico e da restauração de facetas de porcelana no comportamento de fratura dos incisivos mandibulares humanos. Concluíram que os incisivos mandibulares humanos com tratamento endodôntico e/ou restaurações de facetas de porcelana eram capazes de suportar a mesma magnitude de carga oblíqua que os dentes intactos. O tratamento endodôntico e/ou a restauração com facetas de porcelana não afetaram o modo de falha dos incisivos inferiores.

Pascal Magne / William H. Douglas (2003)[51] exploraram a distribuição de tensões em incisivos restaurados com facetas de porcelana através do método dos elementos finitos. Eles concluíram que, devido à geometria e ao módulo de elasticidade natural das estruturas dentárias mineralizadas, uma concentração de tensões de tração é formada na concavidade palatina dos dentes restaurados com facetas de porcelana. Os chanfros longos que se estendem até à concavidade palatina são desfavoráveis, porque são geradas extensões finas de cerâmica numa área de tensões de tração máximas. Os mini-chanfros ou margens de topo são geralmente recomendados, especialmente na presença de fratura moderada da coroa ou desgaste severo.

Aslihan Usumez e Filiz Aykent (2005)[52] investigaram o efeito da resistência de união de facetas laminadas de porcelana à superfície dentária após condicionamento com ácido e laser de Er, Cr: YSGG. (Érbio, crómio; ítrio, escândio, gálio, granada). Os resultados não mostram diferenças estatisticamente significativas entre as resistências de união das facetas coladas à superfície dentária condicionada com laser Er, Cr: YSGG, 37% de ácido ortofosfórico e 10% de ácido maleico.

Markus B. Blatz, Avishani e Matthias Kern (2010)[53] avaliaram uma revisão da literatura e compararam estudos in vitro sobre a ligação da resina à cerâmica dentária. A ligação da resina à cerâmica à base de sílica está bem documentada através de numerosas investigações in vitro. Os métodos de tratamento de superfície preferidos são o condicionamento ácido com soluções de ácido HF (2,5% a 10% durante 2 a 3 minutos) e a aplicação subsequente de um agente de acoplamento de silano. A cimentação adesiva pode não ser necessária para a inserção final de restaurações de cerâmica pura de elevada resistência com uma retenção mecânica adequada. No entanto, algumas situações clínicas e opções de tratamento restaurador exigem a ligação de resina e, por conseguinte, é necessário um condicionamento adequado da superfície cerâmica.

G.P. Cherukara, K.G. Seymour, L. Zou e D.Y.D. Samarawickrama (2012)[54] realizaram um estudo que identificou o grau de consistência numa escala geográfica na profundidade de redução labial para facetas de porcelana, resultante da utilização de 3 técnicas clínicas. A técnica de metrologia de coordenadas foi utilizada para mapear a variação na profundidade do preparo, concluindo que o uso da técnica de dimple mostrou uma tendência de maior consistência e ajuste na redução labial para uma profundidade de 0,4 a 0,6 mm.

As 3 técnicas de preparação de facetas estudadas foram associadas a um grau variável de inconsistência na distribuição da profundidade da preparação dentro de um dente e entre dentes no mesmo grupo de técnicas.

Giuseppe Isgro, Prem Pallav, Jef M. Vander Zel e Albert J. Feilzer (2016)[55] avaliaram o efeito de diferentes tratamentos de superfície do material do núcleo cerâmico e da porcelana de revestimento, bem como a influência da porcelana de revestimento na resistência de uma estrutura cerâmica de 2 camadas. Concluíram que o tratamento de superfície sobre vidrado melhorou significativamente a resistência do material testado, bem como a resistência de discos de 2 camadas com a tensão de revestimento. A porcelana de revestimento influenciou a resistência dos espécimes de 2 camadas apenas quando ensaiados com a tensão de superfície do núcleo cerâmico retificado.

Marco Veneziani (2017)[56] descreveu um protocolo bem definido para o tratamento de casos estéticos complexos com o uso de facetas laminadas de cerâmica. O protocolo envolve diferentes ramos da medicina dentária: terapia periodontal, cirurgia mucogengival, medicina dentária restauradora, ortodontia e prótese dentária. Cada etapa do protocolo deve ser executada numa ordem muito rigorosa: análise estética intra e extra-oral do paciente, com fotografias; pré-visualização digital através do digital smile design (dsd); pré-visualização clínica através de um mock-up; tratamentos ortodôntico, mucogengival e endodôntico, se necessário; preparação dentária minimamente invasiva, conduzida por um mockup e índices de silicone; fabrico de facetas laminadas cerâmicas; prova e cimentação adesiva. Neste artigo, este protocolo é ilustrado através de um caso clínico em que todas as etapas

acima mencionadas foram efectuadas. Os
Devido às limitações da literatura disponível, a preferência do clínico é o fator decisivo para a escolha do desenho do preparo. No entanto, a preparação de sobreposição incisal parece ter o resultado mais previsível de todos os desenhos de preparação. As facetas de porcelana apresentam excelentes resultados estéticos e uma longevidade previsível do tratamento, enquanto as facetas de compósito podem ser consideradas como uma boa opção conservadora, mas com menor durabilidade.

M.B. Blatz (2019)[58] descreveu que os avanços mais notáveis da última década são o estabelecimento de regras e diretrizes estéticas universais baseadas na avaliação de parâmetros estéticos naturais, anatomia e fisionomia; o desenvolvimento do branqueamento dentário e de materiais e técnicas restauradoras e protéticas avançadas, apoiadas pela descoberta pioneira da adesão dentária; o progresso significativo da ortodontia e da periodontologia, bem como da cirurgia oral e maxilofacial; e, mais recentemente, a implementação de tecnologias digitais no planeamento tridimensional e na realização de sorrisos verdadeiramente naturais, individuais e estéticos. No futuro, a inteligência artificial e a aprendizagem automática conduzirão provavelmente à automatização da avaliação estética, da conceção do sorriso e dos processos de planeamento do tratamento.
Brenda Procopiak Gugelmin (2020)[59] realizou um estudo para avaliar a estabilidade de cor de facetas cerâmicas cimentadas com cimentos resinosos e resinas compostas pré-aquecidas (60oC) durante 12 meses, e determinar o grau de conversão (DC) dos agentes de cimentação. Dois cimentos resinosos [AllCem Veneer, fotopolimerizável (LRC) e All Cem, fotopolimerizável (DRC)] e três resinas compostas [Z100 (MNCR- minifilled), Herculite Classic (MHCR-micro-híbrido) e Durafill (MCCR- microfilled)] foram utilizados para cimentar laminados vitrocerâmicos de silicato de lítio de 0,8 mm de espessura (Suprinity, shadeB2-HT,Vita) em esmalte bovino (n=10). Concluiu-se que os diferentes agentes de cimentação influenciaram a cor final das restaurações. O aquecimento das resinas compostas não afectou a sua DC53 .

Zhong Yi Li et al (2020)[60] realizaram um estudo para avaliar a conceção e o fabrico de guias de restrição rígidas impressas em 3D para a preparação de dentes para facetas laminadas e para avaliar a precisão da preparação assistida por guias. Foram realizadas preparações dentárias, assistidas por guias no grupo de teste e por brocas de calibre de profundidade no grupo de controlo, e ambas foram terminadas por operação à mão livre.

Os typodonts foram digitalizados em 3D antes da preparação, após a preparação inicial e após a preparação final.

avaliação estética, desenho do sorriso e processos de planeamento do tratamento.

Brenda Procopiak Gugelmin (2020)[59] realizou um estudo para avaliar a estabilidade de cor de facetas cerâmicas cimentadas com cimentos resinosos e resinas compostas pré-aquecidas (60oC) durante 12 meses, e determinar o grau de conversão (DC) dos agentes de cimentação. Dois cimentos resinosos [AllCem Veneer, fotopolimerizável (LRC) e All Cem, fotopolimerizável (DRC)] e três resinas compostas [Z100 (MNCR-minifilled), Herculite Classic (MHCR-micro-híbrido) e Durafill (MCCR- microfilled)] foram utilizados para cimentar laminados vitrocerâmicos de silicato de lítio de 0,8 mm de espessura (Suprinity, shadeB2-HT,Vita) em esmalte bovino (n=10). Concluiu-se que os diferentes agentes de cimentação influenciaram a cor final das restaurações. O aquecimento das resinas compostas não afectou a sua DC53 .

Zhong Yi Li et al (2020)[60] realizaram um estudo para avaliar a conceção e o fabrico de guias de restrição rígidas impressas em 3D para a preparação de dentes para facetas laminadas e para avaliar a precisão da preparação assistida por guias. Foram realizadas preparações dentárias, assistidas por guias no grupo de teste e por brocas de calibre de profundidade no grupo de controlo, e ambas foram terminadas por operação à mão livre.

Os typodonts foram digitalizados em 3D antes da preparação, após a preparação inicial e após a preparação final.

As profundidades de preparação do dente em cada etapa, incluindo a profundidade de preparação inicial, a profundidade de preparação final e a perda de tecido dentário durante o polimento, foram medidas por análise de desvio 3D. Foram efectuadas análises estatísticas para investigar as diferenças. Nos incisivos centrais superiores, a preparação do dente para facetas laminadas pode ser realizada utilizando guias de restrição rígidas impressas em 3D, cuja precisão é melhor do que a das brocas de medição de profundidade.

Marco M M Gresnigt (2021)[61] Realizou um estudo invitro que demonstrou que as facetas laminadas parciais (PLV) podem apresentar valores de resistência à fratura semelhantes às restaurações diretas de compósito (DCR) ou às facetas laminadas cerâmicas convencionais. Todos os três procedimentos de restauração apresentaram valores clinicamente aceitáveis de resistência à fratura. Apesar de três amostras dos grupos PLV e três do DCR apresentarem pequenas fissuras após a termociclagem, estas fissuras não parecem ter um efeito negativo na resistência à fratura.

Yousra H AlJazairy (2021)[62] realizou uma revisão sistemática com o objetivo de analisar e comparar a informação mais actualizada disponível sobre as taxas de sobrevivência a longo, médio e curto prazo das facetas laminadas de porcelana (PLVs) e investigar a homogeneidade dos estudos actuais.

Neimar Sartori (2022)[63] descreveu um fluxo de trabalho digital para fabricar guias de redução dentária impressas em 3 dimensões (3D) com base no planeamento estético digital. Estas guias de redução impressas em 3D ajudam os clínicos a visualizar e a avaliar as preparações dentárias relativamente aos contornos de restauração pretendidos, ajudam na preservação do esmalte e ultrapassam algumas das limitações associadas às guias de redução dentária fabricadas convencionalmente.

Mirza Rustum Baig (2022)[6] 4 efectuou uma revisão sistemática e uma meta-análise com o objetivo de resumir a literatura científica que avalia os efeitos de vários parâmetros na adaptação marginal e interna de facetas laminadas de porcelana. Não foram encontradas diferenças significativas entre as facetas de laminado de porcelana prensadas e fresadas para o espaço marginal, mas para o espaço interno, as diferenças foram significativamente a favor do tipo prensado. O desenho da preparação da faceta da junta de topo foi significativamente melhor do que o desenho do chanfro palatino em termos de ajuste marginal.

Eman Adel Elkhishen (2022)[6] 5 investigou o efeito dos cimentos de resina na estabilidade da cor e translucidez das facetas laminadas de cerâmica utilizadas para o encerramento de diastemas. Sessenta pilares de resina foram preparados para facetas laminadas de cerâmica e divididos em seis grupos de acordo com o tipo de cerâmica (dissilicato de lítio, silicato de lítio reforçado com zircónia e zircónia translúcida) e o tipo de cimento (Variolink Esthetic LC e RelyX Veneer). A faceta laminada de dissilicato de lítio é mais resistente à coloração do café do que as facetas laminadas de silicato de lítio reforçado com zircónia e de zircónia translúcida utilizadas para o encerramento de diastemas.

DIAGNÓSTICO E PLANEAMENTO DO TRATAMENTO

A publicidade alargada nos meios de comunicação social permitiu sensibilizar as pessoas para os vários métodos que podem ser utilizados para melhorar o aspeto dos seus dentes. No entanto, as pessoas desconhecem frequentemente as causas dos seus problemas dentários ou as limitações das diferentes formas de tratamento, bem como os meios de tratamento mais adequados.

É importante avaliar o nível de compreensão do paciente relativamente aos seus problemas dentários e se existem ou não factores de motivação e expectativas irrealistas relativamente às necessidades de tratamento e aos resultados finais.

As observações gerais e o questionamento dos pacientes sobre estas questões, bem como sobre as suas experiências anteriores de tratamento dentário e médico e hábitos dentários, fornecem informações valiosas para a gestão futura do tratamento. Com quaisquer restaurações adesivas, uma fase de higiene cuidadosamente planeada e aplicada é especialmente importante. Os pacientes devem ser informados desde o início de que têm de comparecer regularmente nas sessões de revisão.[7]

O ponto fraco de todas as restaurações coladas é a ligação. Os cimentos adesivos são apenas compósitos moderadamente preenchidos que têm uma maior retenção de placa e causam um maior risco de cáries secundárias.

Avaliação do rosto

Quando está a ser desenvolvido um plano de tratamento que inclui a restauração de dentes na zona estética, a atenção deve ser dirigida não só para a forma e cor dos dentes, mas também para a forma do rosto, os lábios, as linhas dos lábios maxilares e mandibulares e a cor da pele. Os dentes podem ser utilizados para acentuar uma caraterística positiva ou para atenuar uma caraterística negativa. Por exemplo, um doente com um rosto mais comprido pode desejar dentes mais compridos e estreitos para realçar a forma do rosto ou dentes mais curtos ou arredondados para suavizar a estreiteza do rosto. Também é importante avaliar a cor da pele se houver a possibilidade de esta mudar com o tempo.[9]

Altura da face

O rosto pode ser dividido verticalmente em terços e o comprimento do terço médio deve ser aproximadamente igual ao do terço inferior. A face média é medida da glabela ao subnasal, ponto abaixo da base do nariz. A face inferior é medida do subnasal ao mento dos tecidos moles.

Avaliação do sorriso

Depois das caraterísticas faciais, a atenção deve ser direcionada para o sorriso e os seus componentes. Durante a consulta inicial, o dentista deve prestar muita atenção ao aspeto geral da boca do doente. Um exame dentário completo deve incluir radiografias dentárias, modelos de diagnóstico montados, registos fotográficos e um exame clínico minucioso. O exame clínico deve incluir a análise do sorriso e a avaliação dos dentes, das articulações temporomandibulares, da oclusão, das restaurações existentes, dos tecidos periodontais e de outros tecidos moles da cavidade oral.

O design do sorriso refere-se aos muitos princípios científicos e artísticos que são considerados coletivamente para criar um sorriso bonito. Estes princípios são estabelecidos através de dados recolhidos de pacientes, modelos de diagnóstico, investigação dentária, medições científicas e conceitos artísticos básicos de beleza.

Do ponto de vista do doente, a beleza mede a perceção que o indivíduo tem da beleza, como diz o ditado: A beleza está nos olhos de quem vê.

Essa perceção da beleza também pode ser influenciada por conceitos culturais, étnicos ou raciais e, por conseguinte, ao planear o tratamento de casos estéticos, o desenho do sorriso não pode ser isolado de uma abordagem abrangente aos cuidados do doente.[40]

A obtenção de um resultado bem sucedido, saudável e funcional requer uma compreensão da inter-relação entre todas as estruturas orais de suporte, incluindo os músculos, ossos, articulações, tecidos gengivais e oclusão. Para obter esta compreensão, é necessário recolher todos os dados necessários para avaliar corretamente todas as estruturas do complexo oral.

Um exame dentário completo deve incluir radiografias dentárias, modelos de diagnóstico montados, registos fotográficos e um exame clínico completo e uma entrevista ao paciente. O exame clínico deve incluir a análise do sorriso e a avaliação da oclusão das articulações temporomandibulares dos dentes, das restaurações existentes, dos tecidos periodontais e de outros tecidos moles da cavidade oral. Para além da estética, a componente funcional dos dentes anteriores deve ser considerada no planeamento do tratamento. A orientação anterior em harmonia com posições articulares saudáveis é fundamental para estabelecer um esquema oclusal estável. Os actores estratégicos na orientação anterior são as cúspides maxilares

Uma oclusão protegida por cúspide ajuda a melhorar a longevidade da oclusão, dos dentes anteriores e das restaurações estéticas. Também protege o periodonto ao direcionar as forças oclusais ao longo do eixo dos dentes. A orientação da função para eliminar as interferências laterais e oclusais ajuda a prevenir o frémito e potenciais problemas articulares resultantes de uma oclusão traumática.

Os princípios do design do sorriso requerem uma integração de conceitos estéticos que harmonizem a estética facial com a composição facial dentária e a composição dentária. A composição facial dentária inclui os lábios e o sorriso no que se refere ao rosto. A composição dentária refere-se mais especificamente ao tamanho, forma e posições dos dentes e

a sua relação com o osso alveolar e os tecidos gengivais. Por conseguinte, o desenho do sorriso inclui uma avaliação e análise dos tecidos duros e moles da face e do sorriso. A análise, avaliação e tratamento dos pacientes para efeitos de desenho do sorriso envolvem frequentemente uma abordagem multidisciplinar ao tratamento. O tratamento para alcançar um sorriso ideal pode incluir ortodontia; cirurgia ortognática; terapia periodontal, incluindo tecidos moles

reposicionamento e recontorno ósseo; medicina dentária cosmética; e cirurgia plástica. Esta abordagem estética aos cuidados do paciente produz a melhor beleza dentária e dento-facial.

A beleza facial baseia-se em princípios estéticos padrão que envolvem o alinhamento, a simetria e as proporções corretas do rosto. As caraterísticas faciais no desenho do sorriso incluem a altura do rosto, a forma do rosto, o perfil facial, o género e a idade. Em termos clássicos, a altura do rosto é dividida em três terços iguais: da testa à linha da sobrancelha, da linha da sobrancelha à base do nariz e da base do nariz à base do queixo. A largura do rosto é tipicamente a largura de cinco "olhos". Uma análise cefalométrica da cabeça em vista frontal e lateral é útil para determinar as relações ósseas da face e da mandíbula, e a sua relação com os dentes no osso alveolar.

Linha média

A linha média facial está localizada no centro da face, perpendicular à linha interpupilar. [65] Foi definida como uma linha vertical, traçada através da testa, da columela do nariz, da linha média dentária e do queixo.[5] Também tem sido referida como a linha imaginária que corre verticalmente a partir do násio, do ponto subnasal, do ponto interincisal e do pogo nion.[1] 3 Heartwell define a linha média dentária como uma linha vertical imaginária que não coincide necessariamente com a linha média facial. A papila lingual ou o frénulo labial podem ser utilizados como pontos de referência. Idealmente, a papila entre os incisivos centrais superiores coincide com a linha média da face.

Nos casos em que as linhas médias dentária e facial não coincidem ou estão muito afastadas, a linha média dentária deve ser mantida perpendicular às linhas pupilares ou horizontais, para evitar a ilusão de assimetria devido a um desvio excessivo da linha média dentária para a direita ou para a esquerda. Uma vez reta, a composição parecerá simétrica ou, pelo menos, agradável. Mesmo que a linha média seja colocada na posição correta e precisa, se for oblíqua em relação à linha média facial, perturbará a simetria (Fig. 3). Por conseguinte, a linha média, que é o centro de atração, deve ser tão perpendicular quanto possível para evitar qualquer distorção.

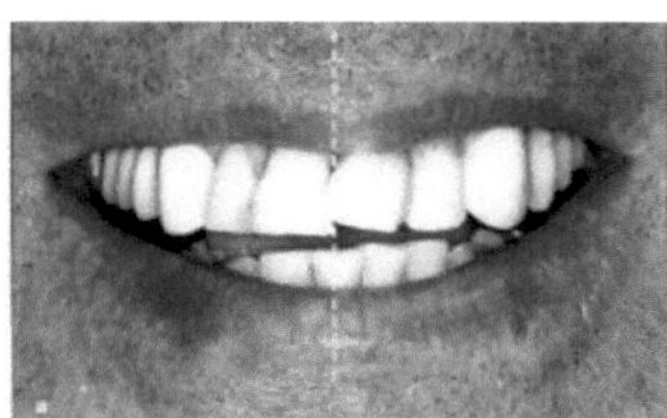
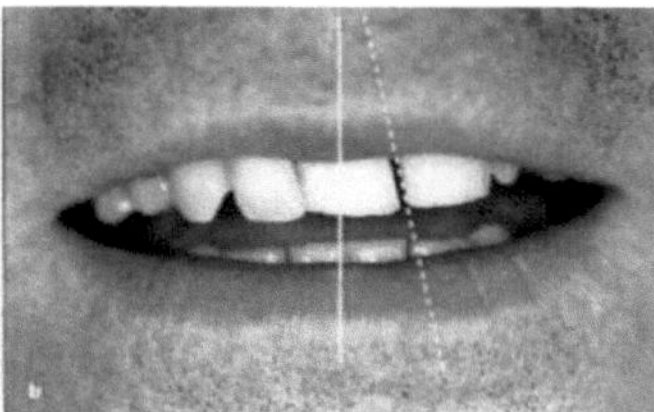

Figura 3: (a) Uma linha média inclinada, ou uma linha média dentária colocada obliquamente em relação à linha média facial, irá sempre distorcer a simetria, mesmo quando colocada exatamente na posição correta, (b) Tem um aspeto ainda mais desagradável quando está inclinada e deslocada para o lado ao mesmo tempo

Comprimento Incisal

O bordo incisal do incisivo central superior é o fator determinante mais importante na criação de um sorriso. Uma vez definida, serve para determinar a proporção correta do dente e o nível gengival; por isso, a definição da posição da borda incisal é especialmente importante. O alongamento da borda incisal é frequentemente indicado para corrigir o desgaste incisal, a exposição inadequada do dente ou uma proporção desagradável do dente ou da coroa. Para corrigir uma exposição excessiva do dente, ou uma proporção desagradável do dente ou da coroa, pode por vezes ser necessário encurtar o bordo incisal para compensar o alongamento inestético criado pela recessão periodontal. A posição da borda incisal actua como o parâmetro sobre o qual o resto do tratamento é construído. Vários dentes de referência servem como ponto de referência para a posição correta do bordo incisal para os restantes dentes.

Um incisivo central que não é visível quando os lábios estão em repouso, mas que pode ser visto quando se sorri, tende a dar uma aparência mais velha à dentição. Da mesma forma, um sorriso jovem pode ser conseguido quando os dentes anteriores superiores são alongados. Por conseguinte, um dos factores mais importantes na estética dentária é a visibilidade dos dentes quando a mandíbula e os lábios estão em repouso. Não é apenas a forma e a posição dos dentes, mas o tónus muscular e a constituição do esqueleto também são importantes.

A exposição do dente é determinada pela posição do músculo, mas o dentista restaurador ignora-a frequentemente. Os valores fonéticos e a experiência do clínico foram muitas vezes os factores determinantes para o protésico ao decidir a relação entre os lábios e os bordos incisais.

Durante esta avaliação, a colocação vestibulolingual dos incisivos superiores também é avaliada. Os sons "F" e "V" também devem ser utilizados para determinar o comprimento superior/inferior do bordo incisal.[14]

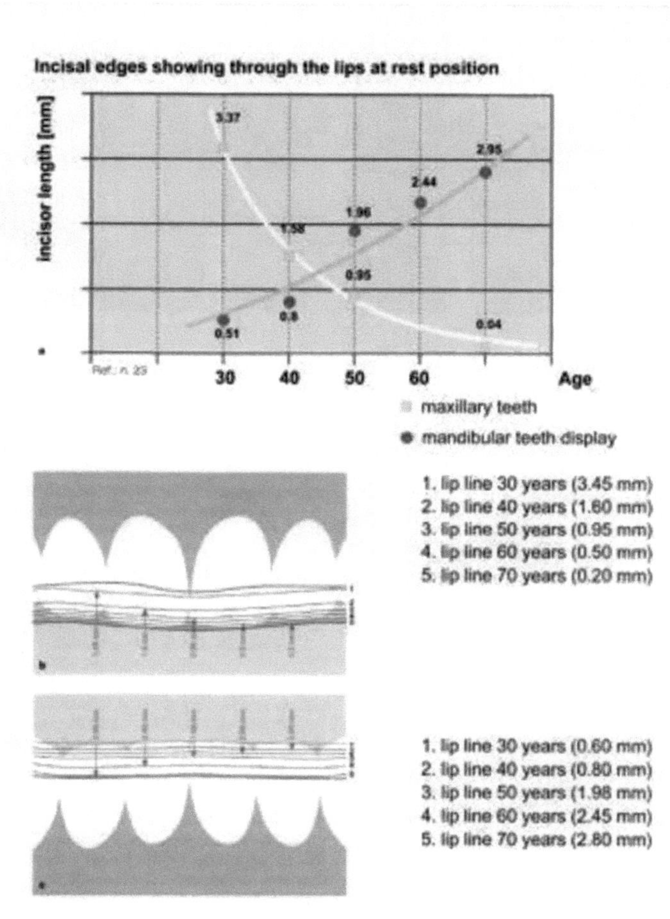

Figura 4: bordos incisais mostrando os lábios em posição de repouso

Pontos Zenith

Os chamados pontos zenitais são os pontos mais apicais das coroas clínicas; que são a altura do contorno. As suas posições são ditadas pela anatomia da forma da raiz, pela junção cemento-esmalte (CEJ) e pela crista óssea, onde a gengiva é mais recortada. Os pontos zenitais estão geralmente localizados logo distal a uma linha traçada verticalmente através do meio de cada dente anterior. Os incisivos laterais são uma exceção a esta regra, uma vez que os seus pontos zenitais estão localizados mais centralmente ou na linha média da margem do dente.

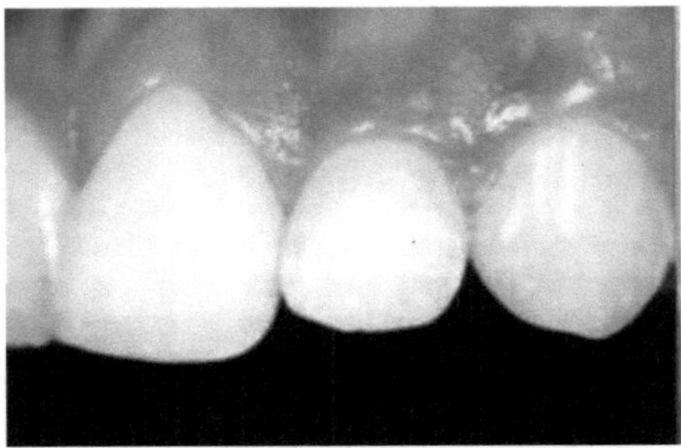

Figura 5: Os pontos zenitais são os pontos mais apicais das coroas clínicas. São geralmente colocados distalmente, quando vistos do aspeto facial. Apenas os incisivos laterais não obedecem a esta regra; nos laterais, são colocados centralmente ao mesmo tempo

Saúde gengival e abrasões interdentais

A gengiva é normalmente de cor pálida e estende-se até à junção cemento-esmalte, formando uma moldura estática para os dentes.[38] As papilas interdentais saudáveis devem ser finas e terminar no dente com um contorno em forma de faca. As papilas interdentais devem formar uma confluência em forma de pirâmide da margem gengival dos dentes adjacentes (Fig. 6). O nível da gengiva saudável é ditado pela posição do osso alveolar por baixo dela. A gengiva saudável encontra-se a 3 mm de distância do osso intacto no aspeto facial e a ponta da papila estável mantém uma distância de 5 mm do osso intercrestal.

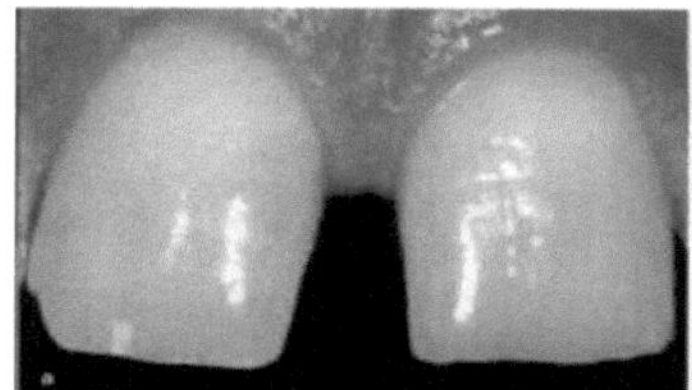

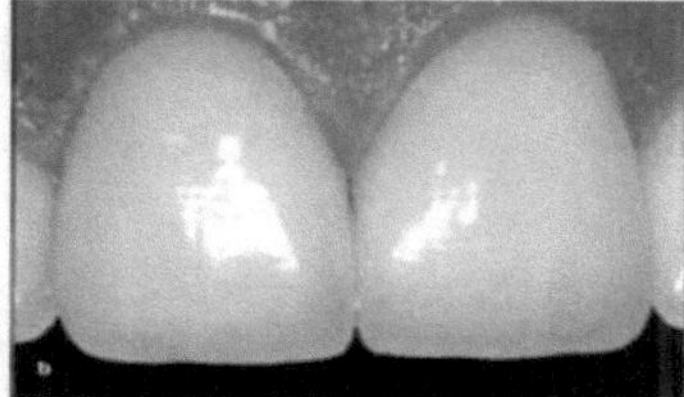

Figura 6 a, b (a) Quando está presente um diastema, a papila tem uma forma romba, (b) Se for corretamente tratada, pode recuperar a sua forma triangular natural e nítida. A vista de um aspeto rombo e alinhado horizontalmente da papila é alterada com facetas laminadas de porcelana personalizadas. mesma altura

Eixo do dente

Em um sorriso estético, a direção dos dentes anteriores e o longo eixo seguem uma progressão à medida que os dentes são vistos da linha média em direção à área posterior, criando um sorriso harmonioso emoldurado pelo lábio inferior quando os dentes anteriores superiores inclinam medialmente. O eixo dos incisivos centrais geralmente é ligeiramente inclinado para distal, em direção ao ápice do dente, quando comparado com a linha média, perpendicular à linha interpupilar (Fig. 7). A posição mais agradável dos incisivos centrais labiolingualmente existe quando a superfície labial dos incisivos está posicionada verticalmente ou com uma ligeira inclinação axial labial. Ocorrerão variações desta posição em indivíduos com diferentes tipos de esqueleto e perfis faciais.

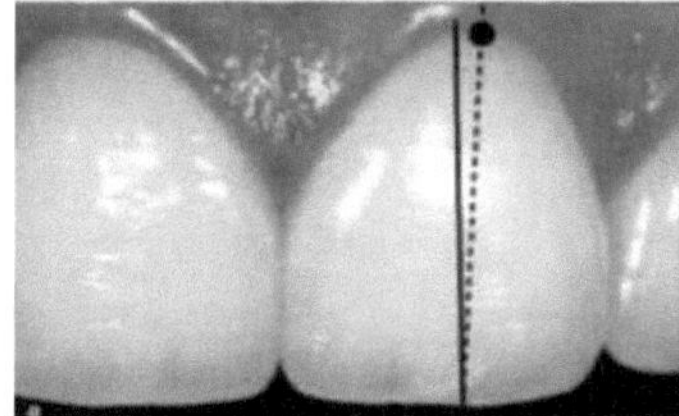

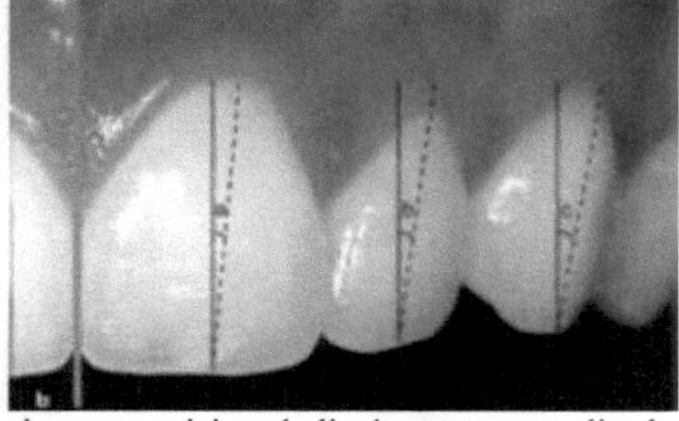

Figura 7 - (a) O eixo dentário dos incisivos centrais pode estar posicionado ligeiramente para distal em direção ao ápice, quando comparado com a linha média vertical, (b) Em comparação com os incisivos centrais, os laterais apresentam uma inclinação mais distal em direção ao ápice. Os incisivos laterais são assimétricos num sorriso agradável e podem apresentar diferentes inclinações axiais. O ângulo, formado entre o eixo imaginário da face lateral central, pode ser diferente em ambos os lados. Note-se que os ângulos a <b<c.

Os factores mais influentes numa dentição anterior harmoniosa são o tamanho, a forma e a posição dos incisivos centrais superiores. A proporção é a chave para uma dentição agradável e deve ser consistente com as caraterísticas faciais do paciente, quer sejam fortes ou fracas. Para parecerem agradáveis, os incisivos centrais superiores devem ser proporcionais à morfologia facial e consistentes com a arcada. O dentista deve permitir variações naturais na forma e posição, e assegurar que o incisivo central está em harmonia com o contorno facial e as formas do perfil.

Em medicina dentária, o termo "proporção áurea" é um teorema matemático relativo às proporções da dentição. É considerado como a única ferramenta matemática para determinar a dominância e a proporção na disposição dos dentes maxilares a partir da vista frontal.

$$\frac{S}{L} = \frac{L}{S + L} = \frac{2}{1 + \sqrt{5}} = 0.618$$

Figura 8 - A fórmula matemática da proporção áurea

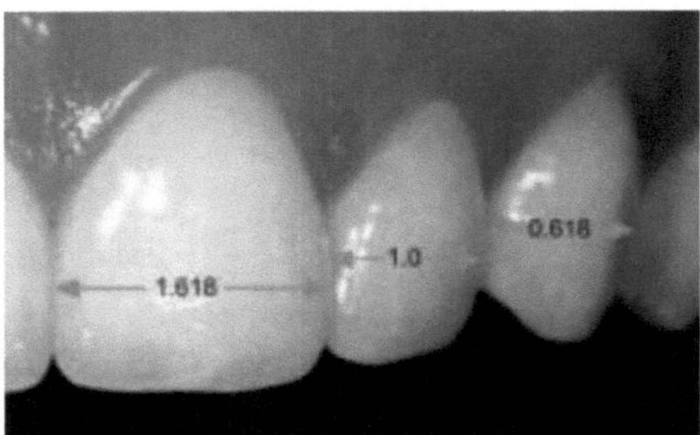

Figura 9 - Fig 2-32 Se a proporção áurea tiver que ser seguida rigorosamente, a relação entre as larguras dos incisivos deve ser de 1,618 para o central, 1 para o lateral e 0,618 para o canino. O autor sugere a utilização destes números e proporções apenas como parâmetros valiosos, uma vez que, na vida real, os sorrisos simétricos e proporcionais quase nunca existem.

Sexo, personalidade e o fator idade

Lombard descreveu o esteticismo anterior como a personalidade, a idade e o sexo da pessoa, tal como se reflectem na forma e no formato dos seus dentes. Os bordos incisais e os ângulos das linhas de transição dos dentes femininos são arredondados, enquanto os bordos tendem a ser translúcidos. Além disso, as estrias hipoplásicas brancas podem ser utilizadas para dar o efeito ou a ilusão de delicadeza. No caso dos homens, os bordos incisais quadrados que parecem ser rombos podem realçar a aparência masculina. Isso não significa que todas as caraterísticas da dentição de um homem se apresentem de acordo com as categorias listadas para dentes masculinos, e, da mesma forma, nem as da mulher. O desenho dos caninos pode ter em consideração o fator passivo-agressivo, quando se seleciona o tom da aparência. Um dente mais comprido do que os que estão ao seu lado e com uma borda incisal pontiaguda parecerá mais agressivo. Uma vista frontal pode mostrar uma altura de contorno ou um perfil plano. Uma pequena incisão entre os dentes laterais e o cupido pode exagerar uma aparência agressiva.[38] Um canino passivo pode não mostrar qualquer agressividade. Nesses casos, o dente é geralmente do mesmo comprimento que o dente adjacente ou até mais curto.

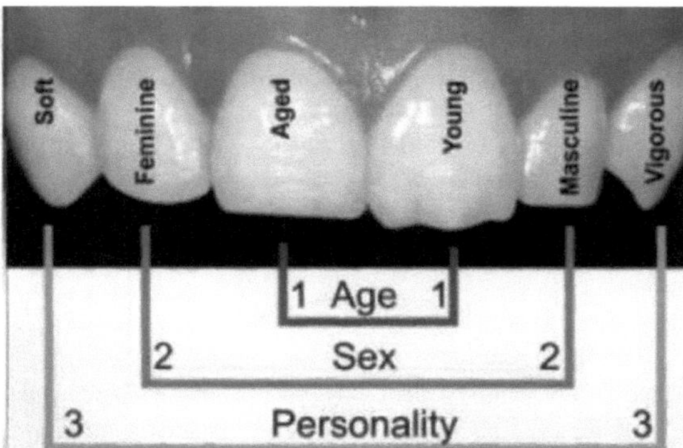

Figura 10 - O gráfico clássico de Lombardi, ilustrando o fator SPA. Cada caraterística de um único dente pode conter evidências sobre a idade, o sexo e a personalidade do paciente. No entanto, ao desenhar um novo sorriso, factores como o contexto cultural, as expectativas do paciente e o seu estilo de vida, bem como os ideais e valores artísticos do dentista, devem ser tidos em consideração.

INDICAÇÕES

1. Defeitos ou anomalias de cor:

- Amelogénese imperfeita : A amelogénese imperfeita (AI) é o nome dado a um grupo heterogéneo de doenças caracterizadas por defeitos hereditários do desenvolvimento do esmalte. O esmalte dos dentes com AI é anormalmente fino, macio, frágil, com buracos e/ou muito descolorido, com função e estética deficientes, causando aos doentes problemas como a perda precoce dos dentes, grande embaraço, dificuldades alimentares e dor. (Figura 11)
- Medicamentos (Tetraciclina): Medicamentos como a tetraciclina provocam a descoloração dos dentes. Nestes casos, o Lamniates é um procedimento minimamente invasivo. (Figura 12)
- envelhecimento fisiológico
- Os traumatismos que envolvem o esmalte ou o esmalte e a dentina (fracturas de classe 1 e 2 de Ellis) podem ser tratados com laminados e facetas. (Figura 13)

2. Anomalias de forma:

- Microdontia e forma atípica dos dentes (malformação) - é uma condição em que um ou mais dentes parecem mais pequenos do que o normal. (Figura 14)

3. Anomalias de estrutura ou textura:

- Displasia - é uma condição que afecta os níveis normais do esmalte dos dentes
- Erosão - Caracteriza-se pela perda da superfície dos dentes devido aos ácidos durante a ingestão de alimentos e bebidas
- Atrição - Há desgaste da superfície incisal dos dentes como resultado do contacto funcional ou parafuncional entre dentes (Figura 17)
- Abrasão - Desgaste da superfície do dente causado por fricção ou processo mecânico, como escovagem demasiado vigorosa em movimentos horizontais (Figura 19)

4. Anomalias de posição: - podem existir várias anomalias de posição, como a correção de uma má posição menor, dentes rodados, alteração da angulação, diastema. (Figura 15,16,20)

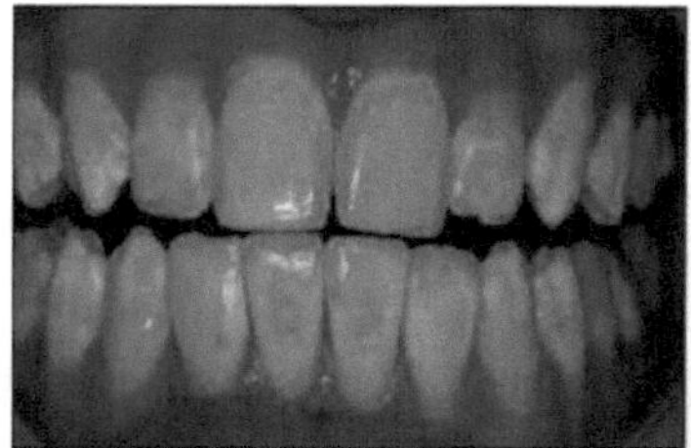

Figura Il-Amelogénese Imperfeita

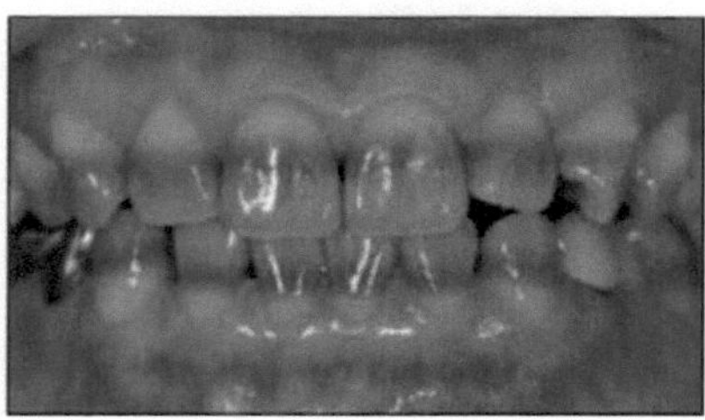

Figura 12 - Coloração com tetraciclina

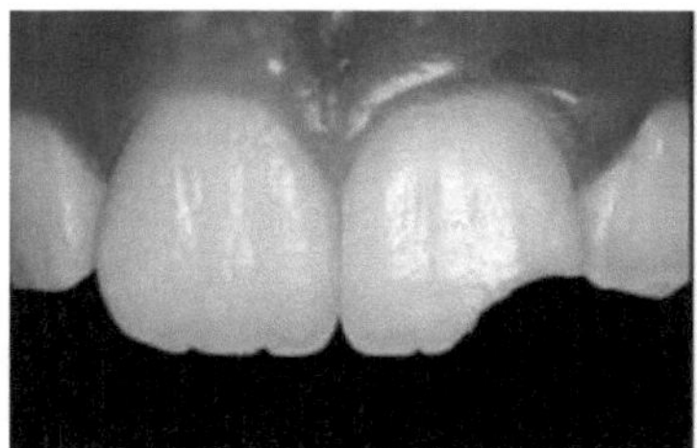

Figura 13-Trauma

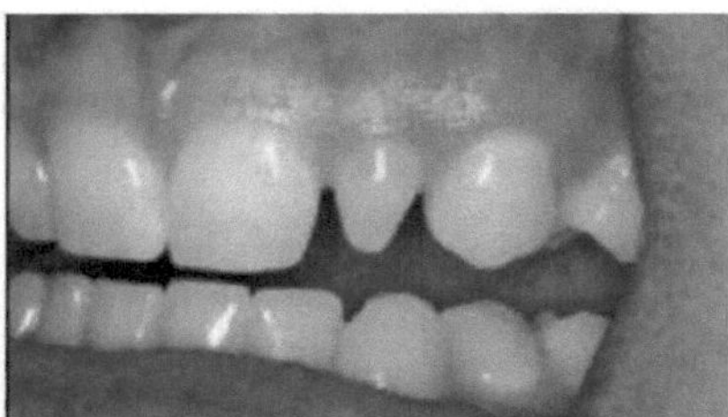

Figura 14 -Microdontia

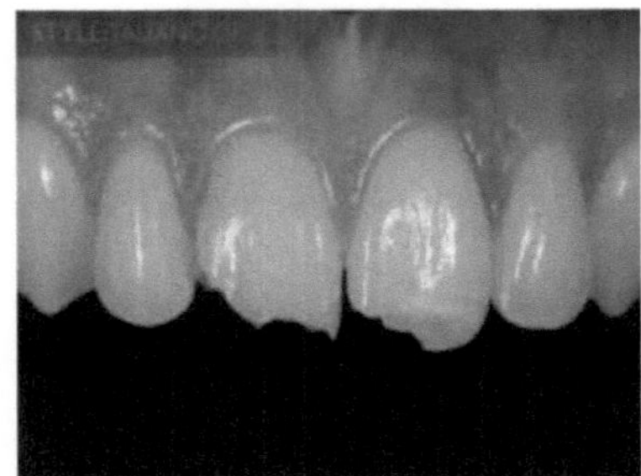

Figura 15 - Fratura coronal

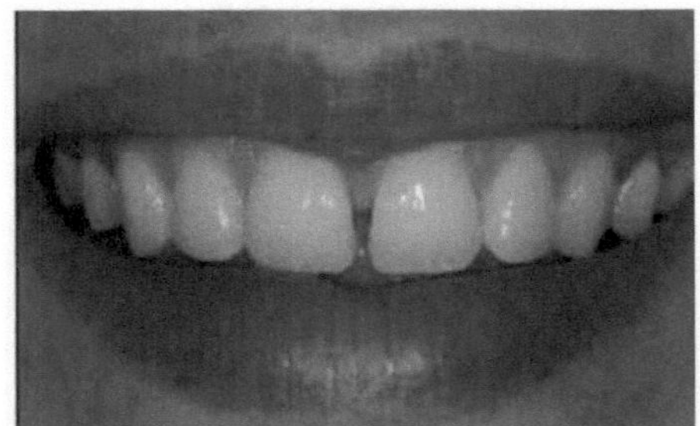

Figura 16 -Diastema

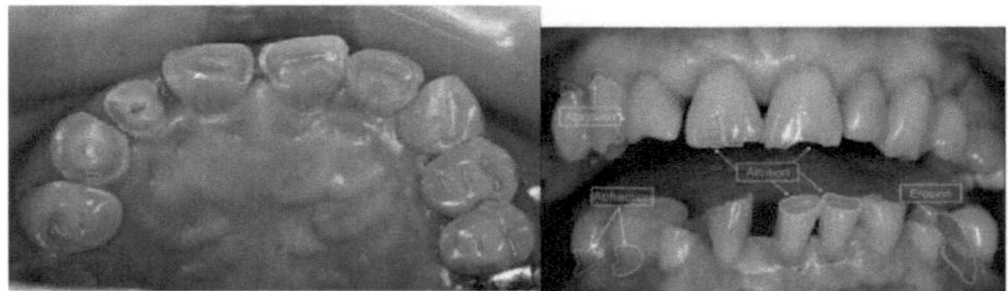

Figura 17 - Atrição

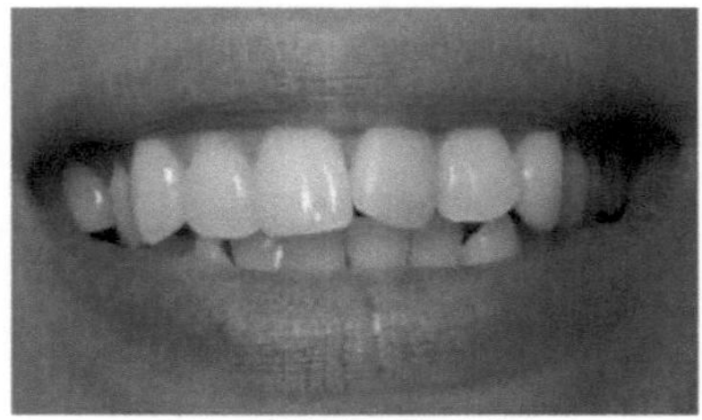

Figura 18 - dentes rodados

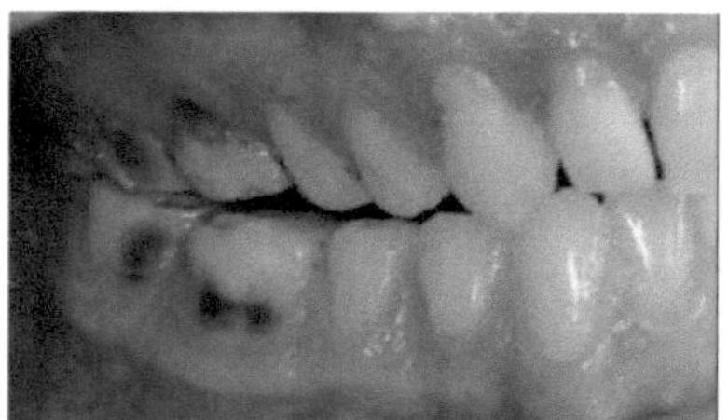

Figura 19-Abfracção e dentes manchados

CONTRA-INDICAÇÃO

1. **Dentes tratados endodonticamente**:- Apresentam uma superfície recetora pobre para colagem, pelo que estão indicadas restaurações de cobertura total.

2. **Esmalte disponível**; pelo menos a periferia da faceta laminada deve estar rodeada de esmalte; a falta de suporte de esmalte indica o coroamento do dente em causa para um melhor suporte.

3. **Hábitos orais - os doentes** com hábitos como bruxismo e roer as unhas podem provocar a fratura dos laminados. A porcelana suporta melhor a força de compressão do que o stress de cisalhamento, pelo que deve ser evitada nestes doentes

4. **Pacientes com elevado índice de cárie.**

5. **Saúde periodontal comprometida** - Má higiene oral e perda de suporte periodontal podem eventualmente levar à perda de PDL e osso. (Figura 21)

6. Dentes com restaurações extensas e dentes triangulares pequenos.

7. **Oclusão instável**; sobremordida pronunciada, oclusão de borda a borda, sobrejacto pronunciado, dentes muito apinhados e casos que têm de ser submetidos a outro tipo de tratamento (endo, resto, perio e ortodôntico).

8. **Dentes severamente manchados** - uma vez que os laminados são altamente translúcidos por natureza, os dentes severamente manchados não devem ser considerados para laminados e facetas (Figura 21).

42

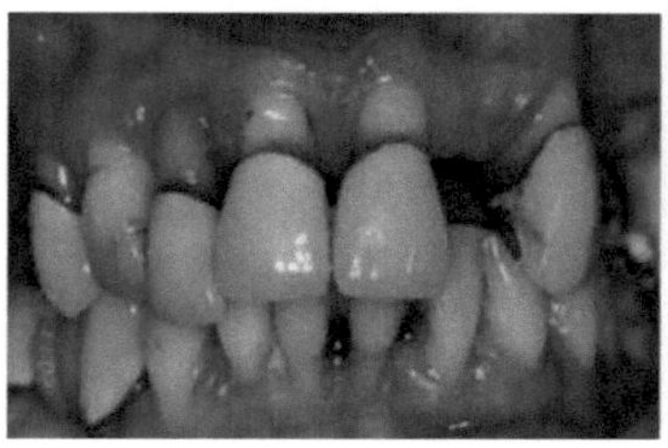

Figura 20 - Dentes periodontalmente comprometidos

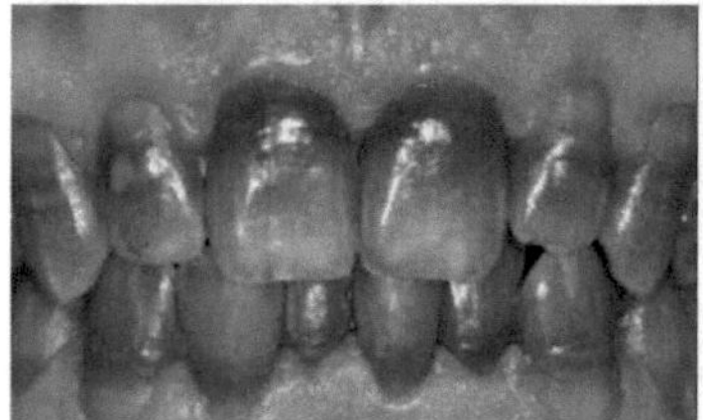

Figura 21- Dentes manchados

VANTAGENS

1) **Método de tratamento minimamente invasivo-**

a. Utiliza uma preparação mínima do dente, confinada principalmente ao esmalte, mantendo-se afastada das margens gengivais.

b. Pequeno grau de danos nos tecidos durante a preparação ou durante a moldagem. (normalmente na linha de chegada supra-gengival).

2) **Biocompatibilidade**

a. A porcelana vidrada é altamente biocompatível, pelo que constitui uma melhor opção do que as coroas de PFM.

3) **Resposta dos tecidos**

i. As margens com acabamento suave ajudam a manter uma boa saúde periodontal e higiene oral.

4) **Mudança de cor efectiva.**

a. Quando as técnicas de branqueamento se tornam ineficazes, as facetas laminadas podem ser o tratamento de eleição.

5) **Transmissão de luz.**

a. Dentina

b. Película de resina translúcida

c. Material cerâmico

d. Se o dente não estiver manchado, a faceta laminada deve transmitir a luz progressivamente através da sua espessura, cimento e estrutura dentária, dando um aspeto natural.

6) **Durabilidade.**

a. As facetas laminadas de cerâmica apresentam excelentes propriedades biológicas, químicas e mecânicas, uma vez que a preparação se limita ao esmalte.

7) **A forma, a posição e o aspeto da superfície podem ser modificados -**
Os pacientes com espaçamento na região anterior ou com rotações ligeiras podem ser tratados com laminados. Estes podem alterar a forma, a cor e a posição dos

dentes. É um tratamento não invasivo, uma vez que são colocados por cima do esmalte e encaixam perfeitamente na estrutura dentária original do paciente. Podem alterar a forma, a cor e a posição dos dentes. É um tratamento não invasivo, uma vez que são colocados sobre o esmalte e encaixam perfeitamente no dente. [9]

8) A utilização de facetas de porcelana **não tem efeitos secundários** e adapta-se perfeitamente à sua boca, razão pela qual se tornou um dos procedimentos dentários mais procurados.

9) As facetas **duram** muito tempo, dependendo da forma como são cuidadas. O único inconveniente é o tempo necessário para efetuar o tratamento, porque são peças concebidas e criadas especialmente para cada paciente. [9]

DESVANTAGENS

1) **Técnica sensível**
A preparação sofisticada requer uma grande habilidade para dominar a preparação de 0,3-0,5 mm. Juntamente com a preparação, a colagem de laminados também é sensível à técnica e requer um isolamento adequado

2) **Custo**

Para muitas pessoas, o custo é o principal problema das facetas. Tendem a ser o procedimento cosmético mais caro que se pode fazer. Os preços específicos variam, mas as facetas podem custar até milhares de dólares por dente. A outra consideração é o facto de muitos planos de seguro não cobrirem procedimentos cosméticos, pelo que o cliente será responsável pela maior parte (ou pela totalidade) do custo

3) **Irreversibilidade**

Para colocar facetas de porcelana sobre os dentes, o dentista tem de remover uma camada muito fina de esmalte dentário. É por isso que, por vezes, as pessoas perguntam se as facetas são boas para os dentes e se as facetas danificam os dentes? As facetas dentárias não se ajustam aos dentes ou a boca fica com um aspeto mais apertado se essa camada fina de esmalte dentário não for removida. Uma das desvantagens da instalação de facetas dentárias é o facto de o processo não ser reversível. Uma vez removido o esmalte do dente, este não voltará a crescer. Para algumas pessoas, esta é uma das desvantagens graves e um dos maiores problemas das facetas dentárias.

4) Ao contrário do branqueamento, é necessária uma redução dentária que é **irreversível.**

5) **Dificuldade em fazer corresponder as cores**

A correspondência exacta de uma tonalidade desejada pode ser difícil, com apenas 0,5 mm de espessura, a cor é ajustada através da cor do cimento.

6) **Possibilidade de fratura em zonas de tensão**

Um dos problemas mais graves das facetas é o facto de poderem rachar. Embora as facetas tenham sido concebidas para serem muito duráveis, o desgaste normal e a falta de cuidados adequados podem fazer com que isto aconteça. Se a sua faceta rachar, normalmente terá de ser substituída - especialmente se for uma faceta de porcelana.

7) **Falta de possibilidade de reparação**

As facetas dentárias são permanentes, assim como as lascas e as fissuras. As facetas permanentes podem durar até 10-20 anos se forem mantidas corretamente. Pode não ser uma boa ideia para as pessoas que habitualmente rangem os dentes obterem facetas. O ranger de dentes pode causar danos nas facetas dentárias, bem como a mastigação de alimentos duros ou mesmo roer as unhas. Se, em qualquer caso, as suas facetas dentárias ficarem danificadas, o seu dentista pode recomendar outro tratamento dentário cosmético.

8) **Sensibilidade dos dentes**

Durante a colocação da faceta, o dentista precisa de remover algum esmalte da superfície dos seus dentes para que as facetas encaixem corretamente. Infelizmente, a remoção do esmalte pode tornar os seus dentes propensos à sensibilidade. Pode sentir esta sensibilidade quando está a consumir alimentos quentes ou frios. Os problemas de sensibilidade podem ser prevenidos com medicamentos e tratamentos prescritos pelo seu dentista. No entanto, se a medicação não estiver a ajudar, deve visitar o seu dentista imediatamente.

9) **Vida útil muito mais curta do que a das pontes e coroas dentárias**

O tempo de vida das facetas é frequentemente mais curto do que o das pontes, coroas dentárias e outros tipos de restaurações dentárias

TIPOS DE PREPARAÇÃO DOS DENTES

Existem vários tipos de preparação dos dentes com base no método, extensão, materiais e técnicas. [66]

I <u>Com base no método de fabrico:</u>

i. Técnica direta
ii. Técnica indireta

II1 Com base na extensão da cobertura:

i. *Facetas parciais* - para defeitos localizados ou áreas de descoloração intrínseca que envolvem apenas uma parte da coroa clínica.
ii. *Facetas completas* - quando a maioria da superfície facial ou toda a coroa do dente está descolorida ou restauração de defeitos generalizados.

III, <u>Com base na preparação do dente - faceta completa:</u>

i. Faceta completa com lapidação incisal.
ii. Folheado completo com preparação de janelas.

IV, Com base nos materiais e técnicas utilizados:

i. Facetas de resina composta fabricadas diretamente.
aↄ Facetas parciais diretas
bↄ Facetas totais diretas

eↄ Veneiras de porcelana gravada
dↄ Facetas de compósito processado eↄ Facetas de cerâmica fundida

i. Folheadosformam restaurações metálicas.

V. Com base nos projectos de preparação (Figura 22)

1. Preparação da janela: o bordo incisal do dente é preservado.
2. Preparação da pena: o bordo incisal do dente é preparado buco-palatalmente, mas o comprimento incisal não é reduzido.
3. Preparação do bisel: o bordo incisal do dente é preparado buco-palatalmente e o comprimento do bordo incisal é reduzido ligeiramente em 0,5-1 mm.
4. Preparação da sobreposição incisal: o bordo incisal do dente é preparado buco-palatalmente e o comprimento é reduzido (cerca de 2 mm), de modo a que a faceta se estenda até à face palatina do dente.

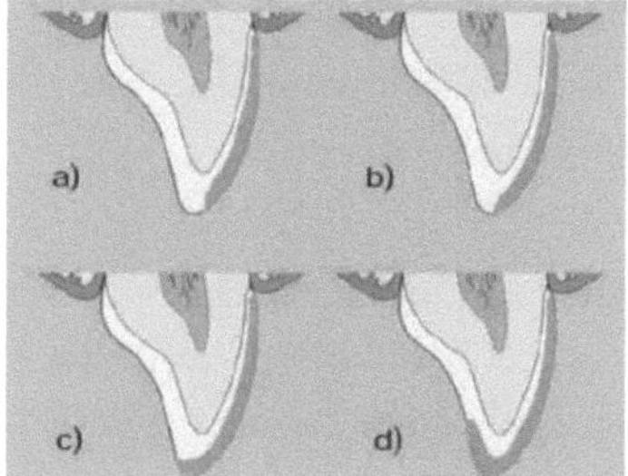

Figura 22 - Mostrando preparações de facetas comuns a) janela b) pena c) bisel d) sobreposição incisal

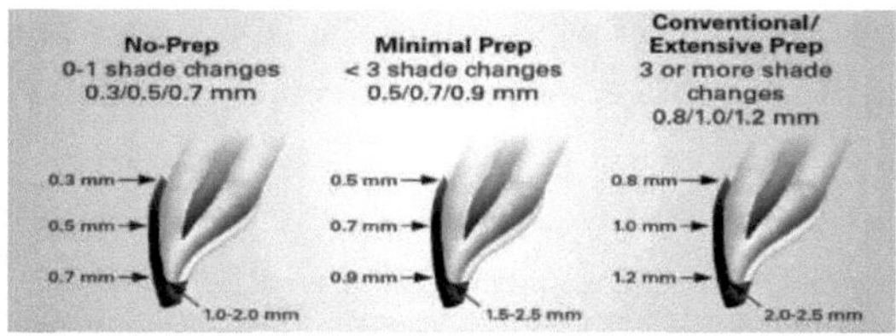

Figura 23 - Representação da espessura do esmalte na face facial do

Pergunta de revisão - Qual é o melhor desenho de preparação dentária para laminados e facetas? De acordo com a revisão sistemática e meta-análise de N Hong et al[67] , foi feita uma comparação entre preparos com cobertura incisal e preparos sem cobertura. De 415 artigos selecionados, 10 estudos com qualidade moderada a alta foram incluídos no estudo. Concluíram que o desenho do preparo com cobertura incisal para PVP apresenta um risco maior de falha em comparação com aqueles sem cobertura incisal. O risco de fracasso do tipo de sobreposição pode ser maior do que o tipo de junta de topo, mas tem de ser validado em mais estudos.

De acordo com o ensaio clínico efectuado por A.C Meijering,[68] foram avaliadas 1 80 restaurações de facetas (VRs). O objetivo do estudo era recolher dados de sobrevivência e encontrar possíveis relações entre a sobrevivência e (1) ᵛtipo de RV", (2) "conceção da preparação", (3) "operador" e (4) as variáveis relacionadas com o doenteᵛ tooth-type" e Aitalidade do dente". Concluíram que a preparação do bordo incisal para a cobertura incisal é considerada desnecessária para assegurar ou melhorar a resistência dos RVs. Além disso, os dentes não vitais apresentaram maior risco de fracasso do que as facetas colocadas em dentes vitais. As facetas de porcelana apresentaram a melhor sobrevivência global.

No estudo e meta-análise realizados por da Costa et al[6] 9, foi estudada e avaliada a resistência à fratura de três tipos diferentes de preparos dentários para facetas cerâmicas e se existe alguma correlação entre o preparo realizado e o tipo de falha observada. Os resultados mostraram uma diminuição na resistência média à fratura dentária de 76,53N nos dentes com preparos com borda incisal emplumada, e 102,82N para aqueles com chanfros palatinos, quando comparados aos dentes não preparados, enquanto o preparo com junta de topo não apresentou diferença significativa em relação aos dentes não preparados. Concluíram que a junta de topo é o tipo de preparação que menos afecta a resistência do dente e que o tipo de preparação com chanfro é mais suscetível a fracturas cerâmicas.

De acordo com a revisão sistemática de Thaj et al,[70] foi avaliada a resistência à fratura de dois tipos diferentes de preparos dentários para facetas cerâmicas e se existe alguma associação entre o preparo realizado e o tipo de falha. Um total de 11 estudos foram incluídos para revisão sistemática e a meta-análise incluiu 10 estudos de qualidade relativamente alta. Concluíram que, dentro das limitações do atual estudo, o risco de insucesso das facetas preparadas com chanfro palatino e com junta de topo não revelou diferenças estatisticamente significativas, mas são necessários mais estudos para validação.

De acordo com o estudo in vitro realizado por Blunck et al,[71] foi avaliada a influência de cinco desenhos de preparação diferentes e duas espessuras de cerâmica diferentes na qualidade da margem e na resistência à fratura de facetas laminadas de cerâmica. Oitenta incisivos centrais humanos foram distribuídos aleatoriamente em 10 grupos *(n* = 8) com cinco desenhos de preparação diferentes. (NP), minimamente invasivo (MI) = exclusivamente ligado ao esmalte, semi-invasivo (SI) = 50% ligado à dentina, invasivo (I) = 100% em dentina e semi-invasivo com duas restaurações adicionais de resina composta de classe III (SI-C). No entanto, o risco de fratura aumenta com facetas finas e preparações com porções de dentina médias a altas quando comparadas com facetas mais espessas com preparações em esmalte ou parcialmente em dentina.

Conclusão

De acordo com a análise da Umbrella, podem ser tiradas as seguintes conclusões:

-

- O desenho da preparação para a cobertura incisal é considerado desnecessário para assegurar
  ou melhorar a resistência dos laminados, mas o risco de falha do tipo de sobreposição é superior ao da preparação da junta de topo
- A linha de chegada com chanfro é considerada melhor.
- O risco de fratura aumenta com facetas finas e preparação com porções de dentina médias a altas, em comparação com facetas espessas com preparação em esmalte.

PASSOS PARA A PREPARAÇÃO DOS DENTES

Comparando-as com as coroas, as facetas laminadas de porcelana (PLVs) são uma opção de tratamento conservadora para melhorar a estética anterior e têm um longo historial de sucesso documentado. A preparação para as PLVs deve basear-se no desenho final do sorriso, tendo em consideração a cor e a posição da margem das restaurações. É importante que, qualquer que seja a redução dentária necessária, esta se baseie no enceramento definitivo/resultado planeado e não no dente original. Se isto não for feito, pode resultar numa remoção excessiva e desnecessária do esmalte do dente.

Devem ser envidados todos os esforços para conter a preparação dentro do esmalte, uma vez que tal proporciona uma ligação fiável e duradoura entre a restauração e o tecido dentário remanescente. A preparação na dentina deve ser evitada devido à ligação menos fiável à dentina e à diferença no módulo de elasticidade e flexibilidade entre a dentina e a porcelana. [8]

Embora os pormenores específicos da preparação dos dentes possam variar, as considerações que devem ser incorporadas em cada preparação permanecem as mesmas.

As oito regras fundamentais para a preparação de folheados laminados incluem :

- Deve permitir uma cobertura de cerca de 0,5 mm de porcelana sem dar ao dente um aspeto demasiado espesso.
- Se possível, não deve penetrar na dentina, especialmente nos limites do preparo, onde é mais provável a ocorrência de fugas.
- Deve permitir a limpeza da margem gengival.
- Não deve incluir quaisquer ângulos internos agudos, especialmente na linha interna do bordo incisal, onde as tensões serão maiores.
- Deve existir uma folga interproximal adequada para garantir que a tira de mylar passe entre os dentes adjacentes.
- A área do dente visualmente acessível deve ser coberta por porcelana.

REDUÇÃO DO ESMALTE

Existem diferentes opiniões relativamente ao tipo de preparação dentária que as facetas laminadas de porcelana requerem. Alguns clínicos são da escola de pensamento de que é necessária pouca ou nenhuma redução dentária. Enquanto outros, no extremo oposto do espetro, defendem uma preparação completa e profunda da chanfradura na face vestibular dos dentes e na maior parte ou em todo o caminho através das áreas de contacto interproximais. Ambos os conceitos podem estar corretos ou incorrectos.

Para cada causa específica, a forma de abordar a preparação deve ser decidida numa base individual.

A filosofia apresentada nesta Dissertação da Biblioteca terá uma base biológica para produzir uma restauração eficaz com menor potencial para causar doenças iatrogénicas. Se é possível colocar uma faceta sem preparação do dente e ainda desenvolver uma boa forma estética com redução do esmalte torna-se essencial. Não existe, portanto, uma resposta única ou uma forma ideal de preparar os dentes para laminados de porcelana.[10]

A decisão de reduzir ou não o esmalte deve depender dos seguintes factores biológicos e técnicos:

- Estética: Se não houver preparação dentária, os dentes um pouco maiores e mais posicionados labialmente resultarão quando os laminados forem colocados. Em dentes com inclinação lingual, isto pode ser uma vantagem porque o resultado corrigirá a posição relativa dos dentes e será esteticamente mais agradável.

- Posição relativa do dente: Se um ou mais dentes estiverem desalinhados em relação aos outros, isso influenciará o grau de preparação necessário.

- Mascaramento da coloração de tetraciclina: Este problema complexo requer modificações muito específicas na preparação.

- Idade: É necessário ter em conta a idade do doente e a proximidade da polpa à superfície. Nos dentes decíduos, os cornos pulpares estão mais próximos do que nos dentes permanentes.

- Psique: A atitude do paciente em relação à estética em geral, e à redução dentária, deve ser determinada antes da apresentação do caso, uma vez que pode modificar os resultados estéticos esperados.

- O potencial para alterações periodontais: A história periodontal passada de cada doente e a suscetibilidade dos tecidos à placa bacteriana devem ser revistas.

- Remoção da placa bacteriana: o paciente deve ser avaliado quanto à capacidade de remover a placa bacteriana na interface porcelana/dente.

Para que estas restaurações sejam estéticas e biologicamente compatíveis, é frequentemente necessário um ajustamento da superfície do dente. Esta redução do esmalte pode então ser substituída por uma espessura semelhante de porcelana, tornando assim o resultado do mesmo tamanho ou, na pior das hipóteses, apenas nominalmente maior do que o original. [10]
É extremamente difícil para o ceramista fabricar um laminado de encaixe exato para uma linha de acabamento de bordo de pena, ou trabalhar com uma espessura muito inferior a 0,3 mm. (Figura 23)

Razões para a preparação do esmalte:
A preparação do esmalte pode ser efectuada por várias razões: -
-Prever uma dimensão adequada do espaço disponível do material de porcelana.
- Para remover convexidades e prever um caminho de inserção nas situações em que as áreas incisais ou interproximais devem ser incluídas no revestimento; o melhor caminho de inserção é aquele que
requerem a menor quantidade de redução do esmalte, conforme modificado pelas exigências estéticas do paciente.

-Proporcionar espaço para opacificação adequada, quando necessário, e para o agente de cimentação de resina composta.

- Para proporcionar um assento definido para ajudar a posicionar o laminado durante a colocação.
- Para preparar uma superfície de esmalte recetiva para gravar e colar o laminado.
- Para facilitar a colocação da margem sulcular em dentes severamente descolorados.

PROCEDIMENTO DE REDUÇÃO DO ESMALTE:

A redução do esmalte deve ser considerada sob cinco aspectos distintos:

-Redução labial

-Extensão interproximal

- Extensão sulcular

-Modificação incisal ou oclusal

-Redução linguística

1. **Redução labial :**

O preparo labial deve abranger a quantidade de redução necessária para facilitar a colocação de uma restauração estética. Idealmente, o ideal seria substituir a mesma quantidade de esmalte que é removida pelo preparo. No entanto, em certas situações, tais como dentes rodados ou dentes em versão vestibular, pode ser vantajoso primeiro alinhar os dentes em causa com o resto da arcada, reduzindo o seu contorno vestibular. O preparo deve permanecer dentro do esmalte sempre que possível, principalmente nas áreas marginais periféricas, para garantir um selamento adequado ao esmalte. Pode haver situações em que em pequenas áreas, para facilitar o alinhamento estético, alguma quantidade de dentina será exposta pela preparação do dente. Isto não é crítico se for limitado a apenas pequenas áreas e as margens permanecerem em esmalte. [14]

No entanto, a colagem dentária proporciona apenas uma fração da força de ligação possível com a colagem do esmalte e um selamento menos eficaz. Por conseguinte, uma boa regra geral pode ser assegurar que mais de 50% da preparação é efectuada em esmalte.

Guia de profundidade :

Lixar aleatoriamente o esmalte sem qualquer orientação sobre a quantidade que está a ser removida seria inadequado. Existem vários métodos para avaliar a quantidade de esmalte removido, sendo um dos mais eficazes a profundidade do diamante de corte. [43]

Esta pedra de diamante cria estrias horizontais ou sulcos de corte em profundidade na face vestibular do dente. A profundidade dos cortes é limitada pela haste que se apoia na superfície do esmalte não cortado entre as estrias. O diamante de corte em profundidade está disponível em dois tamanhos, um dos quais será apropriado para o dente a ser preparado.

O médico deve decidir qual a quantidade de redução necessária e, em seguida, selecionar a fresa com profundidade de diamante adequada.

Passe suavemente o diamante pela superfície labial do dente numa direção mesial para distal. Isto irá desenvolver os cortes de profundidade como sulcos horizontais, deixando uma faixa elevada de esmalte entre eles. Em seguida, remova este esmalte restante até à profundidade dos sulcos originais, reduzindo assim o dente na quantidade exacta - nem menos nem mais. (Figura 24) Há algumas escolas de pensamento que defendem a necessidade de deixar um certo grau de estriação presente como um sistema de localização definitivo para a colocação do laminado. Num método alternativo para medir a quantidade de redução do esmalte, que é um pouco mais complexo, utilize uma broca redonda n.º 1. A profundidade desde o aspeto periférico da broca até à haste é de 0,4 mm. Segure a broca num ligeiro ângulo para que se possa fazer uma indentação no esmalte até à profundidade limitada pela base da haste. Crie estas indentações aleatoriamente assegurando que a redução subsequente à profundidade destas indentações criará uma preparação uniformemente igual na face vestibular do dente. [45]

Os problemas com este tipo de abordagem são que estes cortes de profundidade podem variar, dependendo do ângulo em que a broca é mantida, e a quantidade de tempo necessária para este processo é consideravelmente maior.

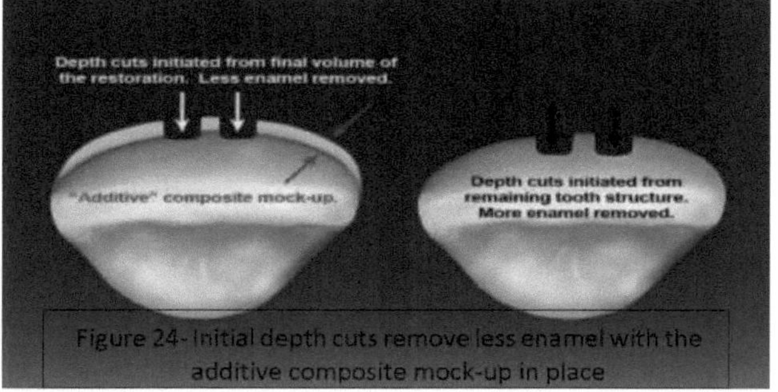

Figure 24- Initial depth cuts remove less enamel with the additive composite mock-up in place

<u>Redução do esmalte remanescente</u>:

Após a criação do corte de profundidade ou das estrias, o esmalte restante deve ser reduzido à profundidade destes cortes iniciais.

A redução labial deve englobar dois aspectos:

(1) A maior parte da redução deve ser feita com um diamante grosso, a fim de facilitar uma maior retenção e uma melhor refração da luz que é transmitida de volta através do laminado, e

(2) Na zona marginal, descreve-se a utilização de um diamante de grão fino que criará uma linha de acabamento definitiva e suave para melhorar a vedação na periferia.

O exclusivo diamante de dois grãos LVS (Laminate Veneer System) foi especificamente concebido para fazer isto simultaneamente com apenas uma broca. Este conceito de diamante de "dois grãos" baseia-se nestes princípios básicos de ter uma linha de acabamento fina e polida e uma parede axial preparada de forma mais grosseira. Assim, o instrumento tem 1,3 mm de diamante de grão fino na ponta e uma mistura híbrida de diamante de corte rápido por cima. Mova o diamante através da superfície labial de uma direção mesial para distal, seguindo a curvatura da gengiva desde o topo das papilas interproximais mesiais até à extensão mais apical da margem gengival livre e de volta até à ponta das papilas interproximais distais. (Figura 25)

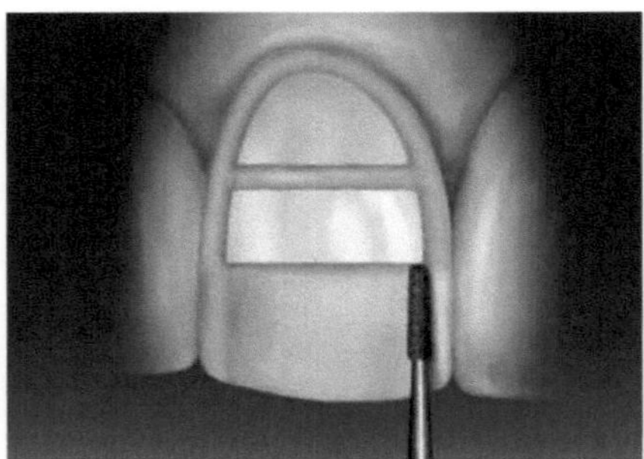

Figura 25- Utilizando uma broca diamantada cónica de 0,18, as ilhas de esmalte não preparadas são removidas até ao nível dos cortes horizontais de profundidade, seguindo a redução o contorno facial do dente.

2) Extensão interproximal :

A margem do laminado de porcelana deve, em geral, ficar escondida dentro da área do embrasure. Dependendo da forma individual do dente, é normalmente desejável estender esta margem até cerca de metade da área de contacto interproximal.[43]

A extensão do laminado para além do ângulo da linha mesiobucal e distobucal também assegura o efeito envolvente com ligações de resina gravada em ângulos rectos à superfície vestibular para aumentar a força de ligação. Isto é conseguido com o mesmo diamante de dois grãos LVS - movendo a margem para esta área de contorno e apenas lingual para a superfície vestibular das papilas interproximais para que não seja visível a partir da vista oblíqua lateral ou diretamente da frente. Para o técnico, também é útil ter uma extrarredução nesta área de embrasamento para facilitar a adição de volume de porcelana nesta região e o reforço do laminado em toda a periferia (ou seja, áreas interproximais, borda incisal e região cervical). Felizmente, as áreas interproximais têm uma dimensão mais espessa de esmalte disponível para permitir uma preparação ligeiramente mais extensa. (Figura 26, 27, 28)

Tratamento das zonas de contacto:

O segundo aspeto da extensão interproximal é previsto pelo tipo de técnica de fabrico do laminado de porcelana a ser utilizado. Se for utilizado o sistema de matriz de folha de platina em oposição à técnica de matriz refractária, será necessário trabalhar em matrizes individuais. O técnico terá de seccionar o modelo mestre, serrando a partir da extremidade apical do modelo em direção ao bordo incisal, mas parando antes do ponto de contacto onde a lâmina da serra poderia danificar os dentes. [43]

Se o contacto tiver sido modificado em matrizes individuais, o processo exigirá a modificação do contacto antes da moldagem, passando uma tira abrasiva de diamante muito fina e unilateral através dos dentes adjacentes. A tira abrasiva é utilizada numa configuração em que o lado abrasivo irá remodelar as áreas de contacto em vez de as separar. Assim, é mantido um contacto mais fino, medido numa dimensão vestibulolingual.

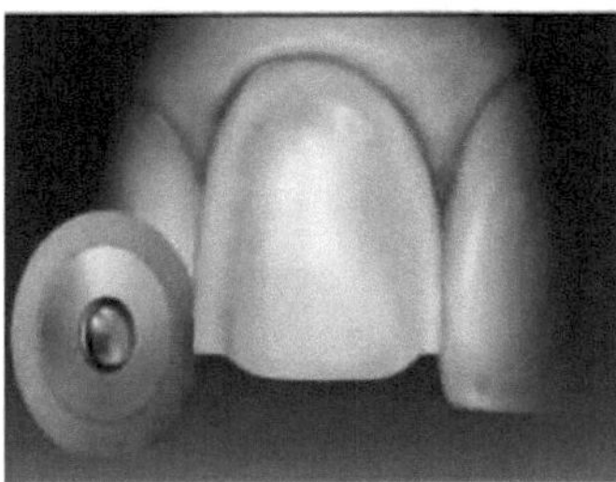

Figura 26 - Um fino disco de diamante de dupla face é utilizado para quebrar o contacto

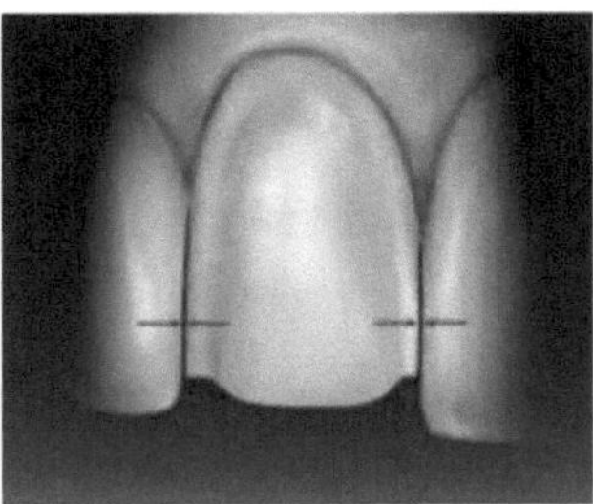

Figura 27- A separação dos contactos permite ao técnico criar modelos mestre de várias matrizes sem alterar as margens proximais do molde

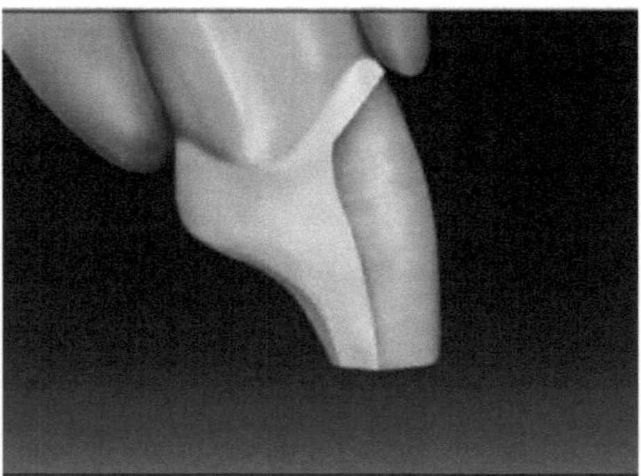

Figura 28 - Vista posterior do dente preparado depois de os contactos proximais terem sido separados entre os dentes preparados

Exposição da dentina :

A dentina pode ser exposta durante a preparação do dente, quando se trata de um dente posicionado de forma irregular que precisa de ser alinhado harmoniosamente com o resto da arcada. Um dente rodado coloca problemas semelhantes, assim como a situação clínica em que houve recessão gengival, quando a preparação se estende apicalmente para além da junção cemento-esmalte, sobre o cemento ou dentina expostos. Se a área dentinária exposta estiver rodeada de esmalte para proporcionar um selamento marginal periférico, pode ser gerida com um agente de ligação à dentina. [43]Este pode ser um agente de ligação à dentina convencional, um éster de fósforo da molécula BIS-GMA, ou um dos sistemas mais recentes, como os oxalatos de alumínio ou o glutaraldeído.

Se a exposição da dentina ocorrer na periferia, como por exemplo na região cervical, é aconselhável preparar um pouco mais profundamente nesta área para que possa ser utilizada uma camada de ionómero de vidro como base. Esta base de ionómero de vidro irá aderir à dentina e selá-la, ao contrário de um agente de ligação à dentina que pode apenas aderir mas não selar eficazmente.

O ionómero de vidro pode ser subsequentemente gravado concomitantemente com o esmalte quando se coloca a faceta, e o agente de cimentação de resina composta irá então aderir a ele.

Outro exemplo típico de quando o ionómero de vidro pode ser utilizado eficazmente é a erosão cervical. A área erodida já fornece a profundidade necessária para o material. Uma vantagem adicional na utilização do ionómero de vidro nestas situações é o efeito anti-cárie proporcionado pela libertação contínua de iões de flúor. Toda a dentina deve ser protegida dos efeitos dos agentes de condicionamento do esmalte (ácido ortofosfórico 30% a 38%). Durante o procedimento de condicionamento do esmalte, utilize uma forma de gel do ácido e limite-o apenas ao esmalte. Em caso de dúvida, cubra a dentina com uma película de agente de ligação à dentina (dentin Adhesit, Vivadent, Tonawanda N.Y) para a selar antes do condicionamento ácido.[42]

3) Extensão Sulcular e Colocação Marginal:

Nesta fase, a preparação termina diretamente na margem gengival. No entanto, descreve-se que deve ser colocado exatamente dentro do sulco. Não há razão para a enterrar e tentar escondê-la subgengivalmente, como acontece com alguns procedimentos de coroas e pontes. A porcelana com a resina composta subjacente irá misturar-se harmoniosamente com o resto do dente sem mostrar uma linha de cimento ou margem metálica. Não há realmente necessidade de ir mais além do que 0,05 a 0,1 mm no sulco ou mesmo para permanecer supragengival se uma mudança dramática de cor não for uma prioridade.[45] A extensão sulcular e a colocação marginal são efectuadas com o diamante de dois grãos descrito anteriormente.

Colocar um cordão de deslocação gengival estreito no sulco durante cerca de oito a dez minutos para deslocar ligeiramente o tecido. Este sistema de desenvolver primeiro uma linha de preparação confluente com a margem gengival e depois colocar um cordão de retração antes de refinar e estender para dentro do sulco assegura:

(1) Acesso para o diamante,

(2) Menos traumas gengivais, e

(3) Visão direta da margem durante todos os procedimentos.

Devido à deslocação do tecido, esta margem refinada parecerá ser supragengival até que o efeito do adstringente passe. Esta preparação sulcular permanece a uma distância considerável da largura biológica, pelo que existe pouca probabilidade de a violar e de desenvolver reacções gengivais indesejáveis. A margem deve permanecer num ponto em que, no que diz respeito à deslocação dos tecidos, será novamente visível para o acabamento do laminado de porcelana e do agente de cimentação de resina. Esta região do sulco também tem o menor potencial para induzir reacções gengivais, porque o esmalte de suporte do sulco não foi adulterado e o contorno coronal subgengival permanece o mesmo.[43]

É uma extensão sulcular muito mais conservadora do que qualquer preparação de coroa e ponte, em que mesmo a coroa totalmente em cerâmica tem invariavelmente um meio de cimentação opaco que tem de ser escondido por baixo do tecido gengival. Esta preparação sulcular conservadora também ajuda a garantir que a linha de acabamento não se aproxima da junção cemento-esmalte, onde pode haver pouca espessura de esmalte para gravar e selar o laminado. O diamante fino na ponta do diamante de dois grãos corta muito lentamente, reduzindo assim o risco de preparação excessiva ao entrar no sulco. O diamante apenas refina e define a linha de acabamento e, ao fazê-lo, move a linha de acabamento da margem gengival para 0,2 mm ou menos dentro do sulco.

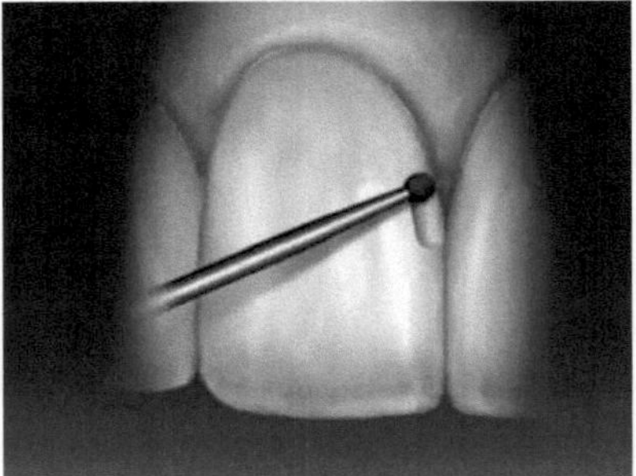

Figura 29 - Uma broca redonda 0.16 é colocada na ponta da papila gengival e corta a margem cervical no sentido anti-horário. A haste da broca é mantida em contacto com o aspeto facial do dente.

Configuração da linha de chegada:

A configuração atual da linha de acabamento é algo controversa, na medida em que se tem defendido desde um bordo de pena até um ombro arredondado. De um ponto de vista puramente periodontal, seria consideravelmente melhor ter uma continuidade na forma, a partir do esmalte existente que se estende ao longo da nova faceta: por exemplo, deve haver uma continuação do perfil de emergência, de modo a que não haja uma saliência na junção da faceta e do esmalte que actue como uma área de depósito para a placa microbiana. [43] Assim, a linha de acabamento deve envolver alguma redução definitiva para facilitar o fabrico de uma faceta com espessura e resistência suficientes sem acrescentar contorno excessivo a esta região sensível. A natureza do material de porcelana e a técnica de fabrico de laminados requerem uma redução cervical de, pelo menos, 0,25 mm. (Figura 29)

Uma linha de chegada em forma de pena ou de faca é a preparação mais conservadora, mas é extremamente complexa porque :

1) É difícil fabricar porcelana com o grau de espessura necessário com exatidão, o que resulta numa má adaptação ou selagem marginal.
2) É inevitável o aumento da espessura subgengival e o consequente potencial para problemas gengivais.
3) Problemas laboratoriais na delimitação do fim exato da linha de preparação.

A forma mais desejada de linha de acabamento é o chanfro modificado, criado pelo diamante de dois grãos ou um de forma semelhante.[43] Esta preparação de chanfro modificado C é de profundidade nominal (0,25mm) perto da junção cemento-esmalte onde a espessura do esmalte diminui rapidamente. A extensão sulcular deve, portanto, ser ultra conservadora, na medida em que há uma espessura cada vez menor de esmalte disponível à medida que a linha de acabamento se move subgengival e se aproxima da junção cemento-esmalte.

A preparação do chanfro nesta área cervical também ajuda a selar a restauração, removendo o esmalte superficial resistente aos ácidos e expondo o esmalte subsuperficial, que é mais facilmente gravado. O chanfro modificado, desenvolvido pelo diamante de dois grãos, parece ser a preparação de eleição.[35]

<u>Vantagens da linha de acabamento com chanfro modificado :</u>

- Um maior volume de porcelana na margem e, por conseguinte, uma maior resistência sem contorno excessivo.
- Preparação correta do esmalte, expondo as hastes de esmalte corretamente alinhadas para aumentar a força de ligação no
margem cervical.
- Uma linha de acabamento bem definida para o laboratório, mas sem um potencial demasiado grande de retração da sinterização da porcelana - maior precisão de ajuste.
- Maior facilidade para o dentista obter uma linha de acabamento gengival correta após a inserção.
- Um batente definitivo para ajudar a assentar o laminado na posição correta no dente.
- Uma restauração de encaixe exato com uma boa vedação marginal devido à utilização do diamante de grão fino na ponta da broca de dois grãos.

4) **Redução Incisal ou Oclusal:**

O fabrico de uma faceta de porcelana com lapidação do bordo incisal torna a colocação da restauração muito mais fácil, em virtude de ter uma paragem definitiva durante o assentamento. O bordo incisal dá ao clínico uma relação específica a partir da qual pode avaliar se a restauração está corretamente posicionada. Esta sobreposição incisal pode até ser fabricada apenas como um dispositivo de posicionamento e depois removida quando a faceta estiver colada no local. Este último tipo de extensão incisal não requer uma preparação real, porque a sobreposição será removida após a cimentação e colocação do laminado.[54]

Há alturas, no entanto, em que pode ser desejável um comprimento adicional e, nestas situações, é necessário preparar o aspeto incisal do dente. A preparação deve ser um achatamento definitivo do bordo incisal para criar uma maior largura de esmalte e uma potencial superfície de ligação para os laminados. No entanto, os ângulos de linha acentuados criados na superfície vestibular e lingual devem ser arredondados, o que irá novamente aumentar a área de superfície do esmalte e evitar a propagação de microfissuras na porcelana.

A redução deve ser de pelo menos 1 mm se se pretender restaurar o comprimento original. A simples remodelação da borda, como descrito acima, sem redução vertical, será suficiente se os dentes forem alongados. Se a borda incisal não for incluída, ainda é útil aumentar a quantidade de redução horizontal do dente na periferia do preparo, nas áreas interproximais e na borda incisal.

Deste modo, o técnico dispõe de um espaço adicional para empilhar a porcelana e, assim, desenvolver uma periferia mais espessa para aumentar a resistência. O manuseamento mais seguro numa fase posterior pelo clínico também é facilitado. O bordo incisal é assim ligeiramente escavado para uma dimensão de 0,2 mm, criando este espaço. (Figura 30, 31)[54]

De um modo geral, nunca terminar o bordo incisal onde os movimentos excursivos da mandíbula causarão tensões de cisalhamento na junção do laminado de porcelana e do dente. Isto potencia a fratura da porcelana, a descolagem e a exposição contínua da resina composta nesta área crucial.

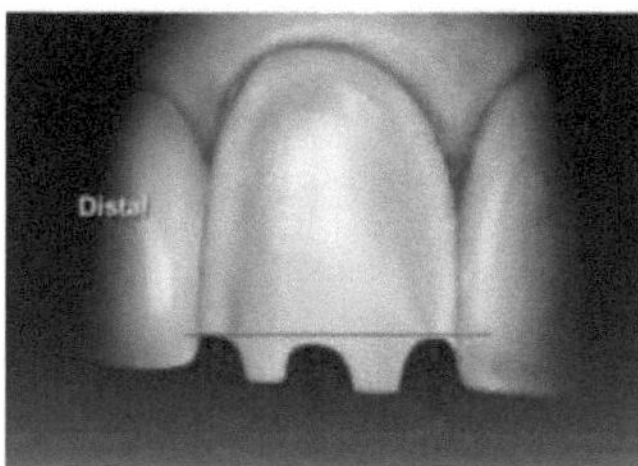

Figura 30 - As setas indicam o nível dos cortes de profundidade incisal. A profundidade distal

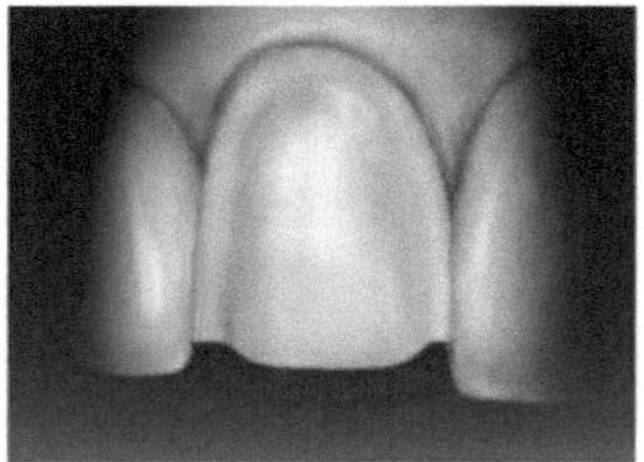

Figura 31 - Os cortes de profundidade incisal estão ligados, criando uma redução uniforme que segue a curvatura original do bordo incisal.

5) **Redução Lingual :**

Qualquer redução do bordo incisal pode necessitar de alguma modificação do esmalte lingual, de modo a que não exista uma junta de topo nesta junção incisal/lingual, mas sim um chanfro arredondado. (Figura 32, 33) Também assegura :

(1) Aumento da espessura da porcelana nesta área lingual crítica que está a ser utilizada para incisão e orientação

(2) Ligações do esmalte perpendiculares às do bordo incisal

(3) Aumento da resistência.

A convexidade vestibular excessiva de um dente pode dificultar a sobreposição da borda incisal e ainda manter um caminho incisal de inserção. Uma quantidade excessiva de estrutura dentária vestibular pode ter de ser removida para facilitar o trajeto de inserção, expondo assim grandes quantidades de dentina. [46] Nestas situações, a faceta deve ser concebida para rodar em torno de uma preparação incisal mais arredondada ao assentá-la. Não é aconselhável comprometer e ter uma junta de porcelana de topo no ângulo da linha incisal lingual para facilitar um caminho de inserção vestibular.

Antes de efetuar as impressões, reavaliar a redução do esmalte relativamente ao seguinte:

Redução global uniforme e adequada.

Linha de acabamento liso definitivo - chanfro modificado, se desejado.

Um trajeto de inserção simples, sem cortes inferiores.

Ângulos de linha arredondados.

Modificação das zonas de contacto.

1. A decisão final sobre a realização ou não da redução do esmalte continua a ser uma decisão clínica do consultório. Deve basear-se nos seguintes critérios: -
2. A posição relativa dos dentes na arcada, os dentes mal posicionados e os dentes rodados podem necessitar de redução para os colocar dentro dos limites da arcada.
3. A cor dos dentes a revestir - Os dentes com uma coloração escura requerem frequentemente uma maior redução para efeitos de opacidade.
4. A propensão para o contorno excessivo induzir problemas gengivais devido à acumulação de placa microbiana. Se o laminado terminar supragengival, pode ser consideravelmente mais fácil manter esta interface livre de placa bacteriana.

5. As facetas de cobertura parcial, como no encerramento de diastemas, podem exigir pouca ou nenhuma preparação.
6. A idade do paciente, o tamanho relativo das polpas dentárias e a abordagem psicológica em relação aos dentes
7. redução.

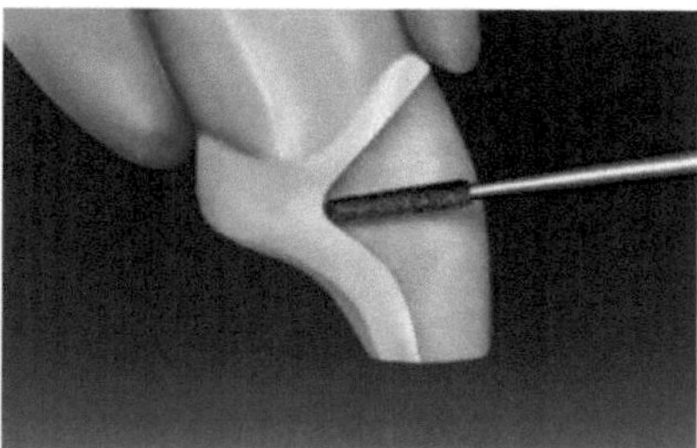

Figura 32 Utiliza-se uma broca cónica de diamante para alargar a margem proximal até à face lingual do dente preparado

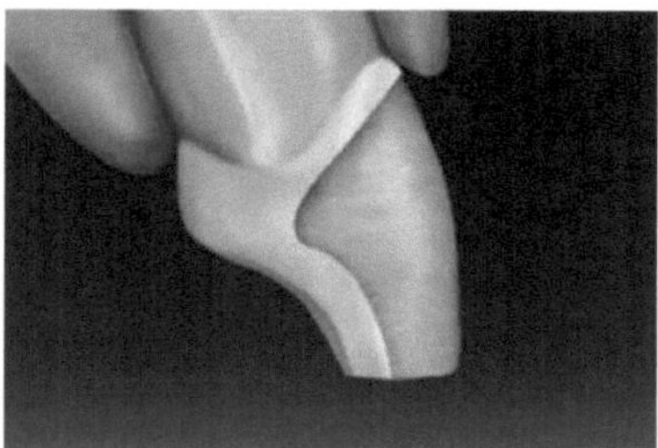

Figura 33 - A margem proximal foi posicionada internamente

ARMAMENTARIUM

- Uma fresa de profundidade diamantada com três discos de 1,6 mm de diâmetro montados num eixo não cortante de 1,0 mm de diâmetro.
- As rodas estendem-se desde o eixo não cortante até um diâmetro de 2,0 mm com um raio de 0,5 mm desde o eixo até ao perímetro das rodas.
- Diamante cónico de extremidade redonda.
- Peça de mão Aerotor
- Diamante cónico de dois grãos.
- Tiras de acabamento (tiras de diamante)
- Cordão de retração gengival
- Anestésico local
- Cimento de ligação de resina
- Agente de ligação de silano
- Ácido fosfórico
- Ácido fluorídrico
- Massa de vidraceiro - Corpo claro

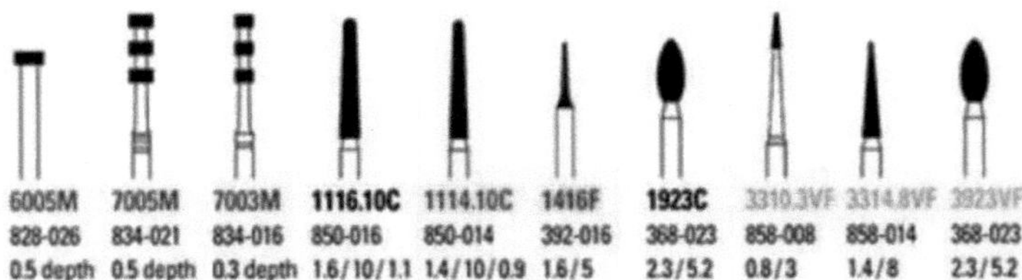

Figura 34 - Diferentes Bur disponíveis para preparação

RESTAURAÇÃO PROVISÓRIA

O fabrico de facetas laminadas de porcelana necessita de uma forma de molde mestre. Este molde deve ser uma reprodução exacta do que existe na boca, e o material de impressão deve ser selecionado de entre os que são utilizados para a técnica de coroas e pontes. Os materiais normalmente utilizados incluem elastómeros de polissulfureto, poliéter e vinil polissiloxano, e materiais de moldagem hidrocolóides. [50]

Embora a maior parte do material de coroas e pontes possa ser utilizado, o hidrocolóide tende a rasgar-se nas áreas não preparadas abaixo ou entre as áreas de contacto. Nestes casos, é mais desejável utilizar materiais elastoméricos com maior resistência à tração. O pormenor obtido por uma impressão de alginato não é provavelmente de qualidade suficiente para assegurar um ajuste preciso do laminado. [51] Antes de decidir sobre o tipo de material de moldagem a utilizar, deve ser determinada a técnica de fabrico do laminado em laboratório.

A técnica da folha de platina utiliza matrizes individuais amovíveis num molde mestre feito de gesso convencional. O troquel pode ser facilmente vertido em qualquer um dos materiais de moldagem acima mencionados, proporcionando uma reprodução exacta da preparação dentária. É de notar, no entanto, que para este sistema o molde mestre terá de ser separado em troquéis individuais, sendo assegurada uma boa delineação de cada dente se os pontos de contacto na boca forem modificados através da moldagem com uma tira de diamante ultrafina.[51]

Na técnica refractária, o material de moldagem utilizado é um revestimento refratário ligado a fosfato. Em vez disso, esta técnica requer a utilização de materiais de impressão elastoméricos, tais como um polissiloxano vinílico.

Os hidrocolóides têm de ser vazados imediatamente devido à sua natureza, pelo que os técnicos de laboratório não podem efetuar mais do que um vazamento em cada impressão. Os materiais elastoméricos são mais vantajosos, porque mantêm a sua estabilidade dimensional durante a deslocação e podem ser vertidos duas vezes ou mais. 3[5]

O material de impressão pode ser utilizado num tipo de moldeira convencional ou, para poupar tempo, pode ser utilizado um sistema combinado de moldeira de mordida maxilar e mandibular.

GESTÃO DE TECIDOS

A preparação da linha de acabamento é efectuada na margem gengival, delineando a periferia do laminado. O deslocamento do tecido é importante para que a linha de acabamento final possa ser vista claramente nas impressões, levando a um melhor ajuste da prótese.[52]

O deslocamento do tecido é facilmente efectuado com um fio de algodão fino impregnado com um agente adstringente, como o sulfato de alumínio. Este procedimento deslocará o tecido lateralmente e permitirá o acesso ao sulco, permitindo assim que o operador visualize o refinamento da linha de acabamento final dentro do sulco

Introduzir suavemente o cordão de retração no sulco. Não devem ser empregues forças superiores a 5g, para não perturbar a integridade do epitélio juncional. O cordão deve estender-se desde a superfície mesial interproximal à volta da superfície vestibular e até à superfície interproximal distal. O cordão tem de permanecer no local durante cerca de cinco minutos antes de ser removido, para evitar o rasgamento do epitélio juncional friável e para evitar hemorragias. (Figura 35)

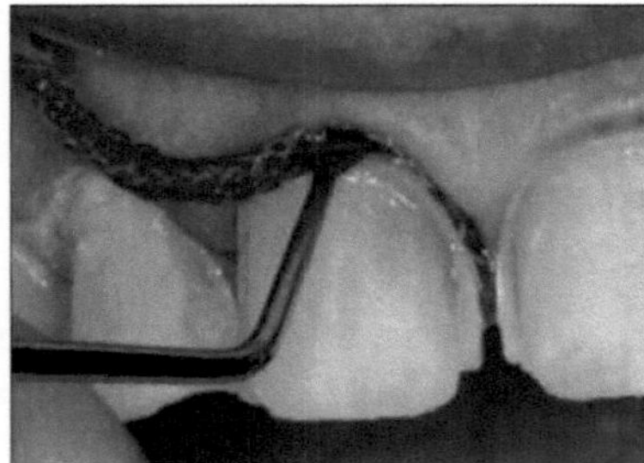

Figura 35 - Colocação do cordão de retração gengival

TIPOS DE CORDÃO DE RETRACÇÃO

Os cordões de retração podem ser entrançados ou tricotados. De acordo com a maioria dos dentistas, os cordões entrançados são mais fáceis de trabalhar e de colocar com instrumentos de embalamento especiais.[51]

No que respeita aos de malha, têm tendência a duplicar de tamanho quando colocados no sulco. Não existe um tipo de fio de retração bom ou mau, depende sobretudo do conhecimento e da preferência do dentista. Existem em diferentes tamanhos, comprimentos e diâmetros. Também depende do dentista se os quer embeber no líquido hemostático ou não. (Figura 36)

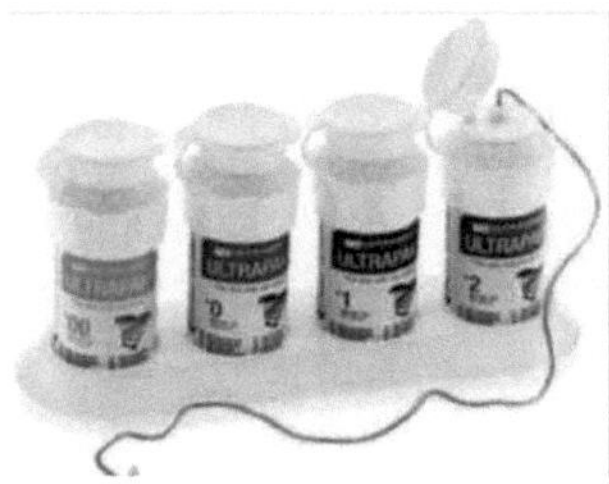

Figura 36 - Diferentes cordões de retração gengival

O material de moldagem utilizado deve ser de duas viscosidades: corpo leve e corpo pesado. O material da moldeira deve ser do tipo pesado. O material leve deve ser introduzido no sulco com uma seringa ou, no caso do hidrocolóide, deve ser simplesmente colocado sobre a preparação. Isto facilitará que o corpo pesado mova o corpo leve para dentro do sulco e das bordas, para apanhar a periferia da preparação. (Figura 37, 38)

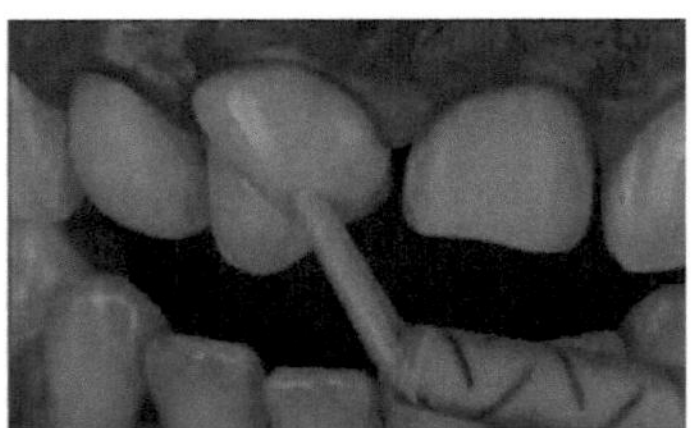

Figura 37 - Corpo de luz seringado no dente preparado utilizando a ponta misturadora introral

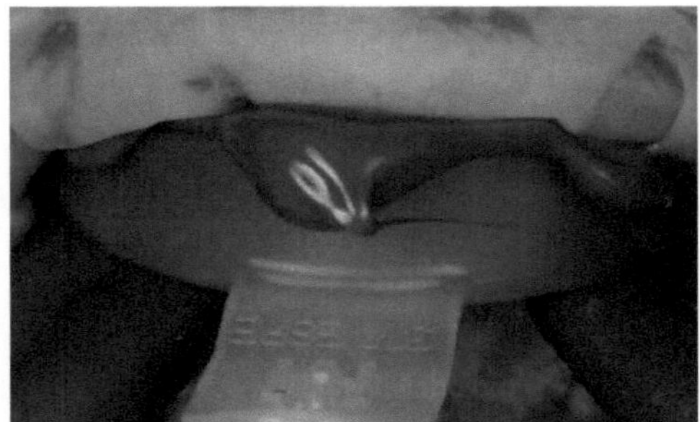

Figura 38- O corpo pesado foi carregado num tabuleiro e utilizado para uma técnica de impressão de mistura dupla

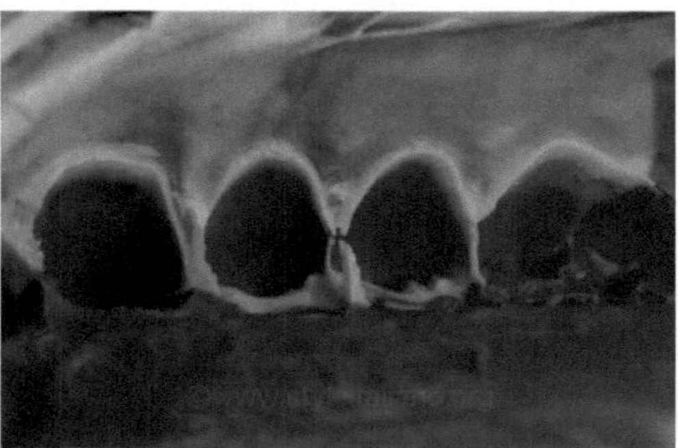

Figura 39-Detalhes da qualidade da margem com impressão de poliéter

Tal como acontece com qualquer meio de coroas e pontes e, mais especificamente, com os laminados, o material de impressão deve ter uma elevada resistência à tração, bem como precisão. Insira a moldeira numa direção vestibular oblíqua para se certificar de que todas as relações labiais e gengivais estão devidamente registadas. [53]

TEMPORIZAÇÃO:

As técnicas de fabrico de facetas provisórias de porcelana são muito variadas e vão

desde opções mais demoradas e complexas até à utilização de restaurações provisórias em casos de facetas sem preparação ou com preparação mínima.
Nos anos mais recentes, os materiais mais recentes evoluíram e, por conseguinte, melhoraram a durabilidade destas restaurações provisórias. As técnicas que se seguem, tal como descritas nesta revisão, são as opções mais utilizadas, tal como descritas na literatura e selecionadas de clínicos/investigadores que são considerados especialistas nas suas respectivas áreas.

Técnica Provisória de Facetas de Resina Composta

A técnica direta de resina composta permite que o profissional coloque e contorne diretamente o provisório de resina composta intra-oralmente. Depois de os dentes serem preparados, os preparos são gravados e colados. Se o bordo incisal precisar de ser alongado, é feita uma matriz lingual pré-fabricada a partir do enceramento de diagnóstico, o que permitirá a replicação do comprimento incisal correto a ser transferido para a fase provisória. [58]
A resina composta direta é colocada gradualmente no dente preparado, moldando e contornando o mais próximo possível do enceramento de diagnóstico, de modo a minimizar o acabamento. O provisório é contornado e polido utilizando o método preferido de cada um. A vantagem desta técnica é o facto de ser necessário um mínimo de contorno e acabamento (devido à colocação mais precisa do compósito antes da polimerização) e, por conseguinte, um menor risco de potenciais danos nas margens da preparação e nos tecidos moles. Para além disso, a resina composta pode ser colocada e esculpida para uma melhor adaptação interproximal e, em última análise, uma melhor manutenção e saúde dos tecidos moles durante a fase provisória. (Figura 41)
A principal desvantagem desta técnica é o tempo gasto para obter detalhes precisos, especialmente em casos com várias unidades. Assim, na maioria dos casos, esta opção é selecionada pelos clínicos para casos de um único ou de um número limitado de preparos, devido ao tempo de cadeira que seria provavelmente necessário para casos maiores. Para além disso, é difícil replicar com precisão o enceramento de diagnóstico, mas a utilização de uma matriz lingual permitirá a colocação precisa do bordo incisal.[49]

Os profissionais que estão bem treinados na aplicação de grandes compósitos diretos ou facetas de compósito podem sentir-se mais confortáveis com esta técnica de provisionalização e, portanto, é provável que a utilizem com mais frequência.

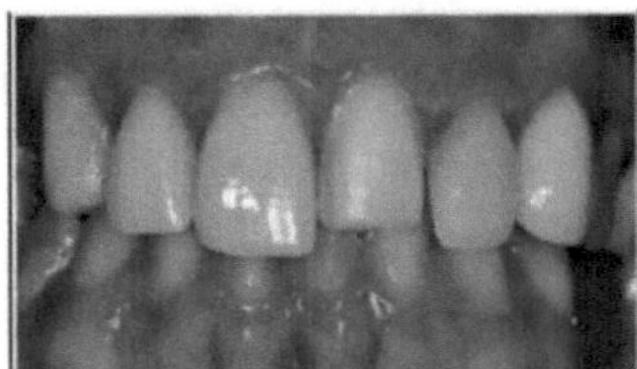

Figura 40 - Faceta de porcelana descolada no incisivo central superior esquerdo

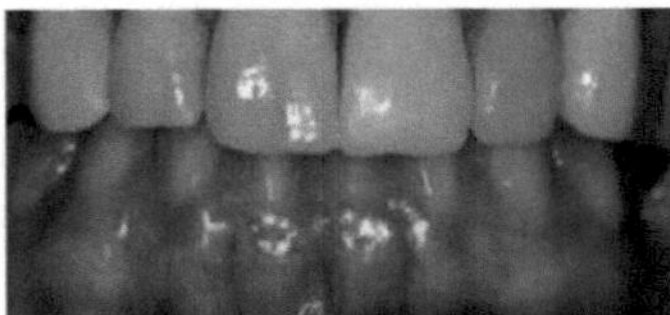

Figura 41 - Faceta provisória de resina composta direta colocada

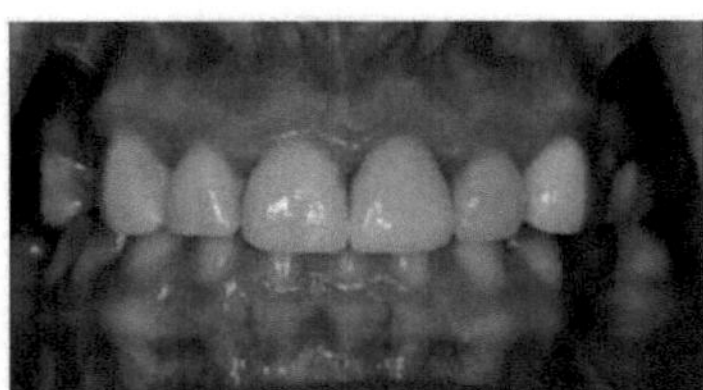

Figura 42 - Faceta de porcelana de dissilicato de lítio definitiva colada

Técnica de fabrico provisório de facetas indirectas

A técnica indireta requer um molde sólido dos preparos para permitir o fabrico dos provisórios. [56] Depois de os dentes terem sido preparados, é feita uma moldagem e vertida num gesso dentário. Após a separação, se for utilizado um molde de gesso, este deve ser lubrificado com um agente anti-aderente nas superfícies preparadas e nas áreas adjacentes.

A partir da cera de diagnóstico, é utilizada uma matriz rígida de polivinil siloxano (PVS) como modelo para fabricar as facetas provisórias. Pode ser utilizada uma moldeira de impressão rígida para fornecer suporte adicional para a matriz de PVS, se desejado. Recomenda-se que se duplique regularmente o enceramento de diagnóstico em gesso para preservar a integridade do enceramento e obter um molde sólido para o fabrico de todas as matrizes provisórias, guias de redução, etc. A matriz, uma vez preenchida com o material provisório de eleição, normalmente polimetilmetacrilato (PMMA) ou resina bisacril, é assente no gesso provisório ou no molde de silicone, e qualquer excesso que se estenda para além da matriz pode ser limpo. A matriz pode ser suportada através da utilização da moldeira de impressão rígida (como descrito acima) ou através de uma guia de assentamento de gesso que pode ser fixada ao molde provisório para estabilizar a matriz. 8[5]

Os provisórios podem ser separados em unidades individuais, se desejado, ou deixados em segmentos para reduzir o possível deslocamento intra-oral durante a função. Após o corte final e o polimento com uma escova macia de cerdas Robinson, seguido de uma roda de algodão de feltro macio e pasta de polimento (ou outros instrumentos de polimento à escolha do prestador), os provisórios são levados à boca para prova. Uma vez verificadas as margens e as posições dos bordos incisais, os provisórios são então preparados para a cimentação. Antes da cimentação dos provisórios, as restaurações podem ser suavemente microdentadas com baixa pressão (para remover quaisquer detritos e criar retenção micromecânica), enxaguadas e secas, e aplicada uma camada fina de resina não preenchida e diluída com ar. A utilização de abrasão com partículas de ar de óxido de alumínio de 50 mícrones (APA) a uma pressão de dois bar (30 psi) durante 10 segundos a uma distância de aproximadamente 10 mm demonstrou melhorar a resistência de união ao cisalhamento do material temporário bis-acryl, limpando e aumentando a rugosidade da superfície e, assim, a retenção micromecânica.

As vantagens da utilização de um modelo de silicone dos preparos são a fixação mais rápida do modelo, em comparação com um molde de gesso, e a flexibilidade do modelo de silicone permite uma remoção mais fácil das facetas provisórias com menor risco de quebra.

Alguns profissionais optam por não aplicar adesivo nas restaurações, pois consideram que a viscosidade mais baixa da resina composta fluida infiltra-se adequadamente nas superfícies rugosas do entalhe sem um adesivo intermédio. A resina não preenchida é diluída com ar e a resina composta fluida é colocada nos provisórios, que são depois assentados, o excesso é limpo, o fio dental é suavemente utilizado e depois fotopolimerizado. Qualquer ajuste final ao comprimento dos bordos incisais pode ser efectuado conforme necessário, uma vez que as restaurações provisórias estão agora mais estáveis após a cimentação temporária.

Uma vez aprovado pelo paciente em termos de estética e função, pode ser efectuada uma impressão em alginato das restaurações provisórias intra-orais (se tiverem sido feitas quaisquer alterações às restaurações provisórias intra-orais em relação ao enceramento de diagnóstico), vertida em gesso e montada em cruz com o molde oposto para servir de modelo para o fabrico das facetas definitivas.[58]
Esta técnica pode ser encontrada desde o início dos anos 90, sendo que a principal diferença na técnica descrita é o facto de os provisórios não serem cimentados para permitir que o paciente os remova para limpar os dentes e permitir uma melhor saúde dos tecidos moles. A investigação demonstrou que as restaurações provisórias fabricadas indiretamente são mais fortes e mais densas e têm melhor integridade marginal do que as restaurações provisórias fabricadas diretamente. A vantagem da técnica indireta é que a maior parte do contorno e do acabamento pode ser feita fora da boca, o que representa um menor risco de danos nas margens e nos tecidos moles, em comparação com o acabamento intra-oral. (Figura 43- 49)

Na maioria dos casos, as áreas gengivais interproximais podem ser melhor contornadas extra-oralmente, o que permitirá uma melhor manutenção em casa durante a fase intermédia. A utilização desta técnica extra-oral pode ser menos stressante tanto para o dentista como para o paciente e proporciona um "período de descanso" após uma longa sessão de preparação dos dentes. Uma vantagem adicional desta técnica indireta é que a espessura das facetas provisórias pode ser medida para confirmar a redução desejada. Se uma área dentro da provisória for considerada demasiado fina, a preparação pode ser reduzida ainda mais para proporcionar uma redução adequada para o material de restauração escolhido. Assim, é vantajoso fabricar as restaurações de facetas provisórias antes de efetuar a moldagem final, caso sejam necessárias tais modificações na(s) preparação(ões).[56]
As desvantagens da técnica indireta são geralmente limitadas, mas incluem o tempo extra para fazer uma moldagem provisória e vazar o molde sólido. Esta técnica

presta-se melhor a cenários em que existe uma boa distância entre os dentes preparados e não existem rebaixos interproximais que possam dificultar a remoção das facetas provisórias do molde sólido ou potencialmente fraturar durante a remoção. Nestes casos, pode ser necessário alterar os dentes preparados para os acomodar. No entanto, se a correção do desenho ou a remoção de rebaixos puder levar a uma preparação excessiva ou a uma exposição significativa da dentina, então pode considerar-se a possibilidade de seccionar as facetas em segmentos mais pequenos ou, em alternativa, pode justificar-se outro método de fabrico provisório, como o envolvimento retrátil.

Além disso, as restaurações provisórias têm de ser cimentadas e o excesso de cimento tem de ser limpo, o que pode ser um pouco entediante se o profissional optar por utilizar uma resina composta fluida ou outro cimento provisório fotopolimerizável.

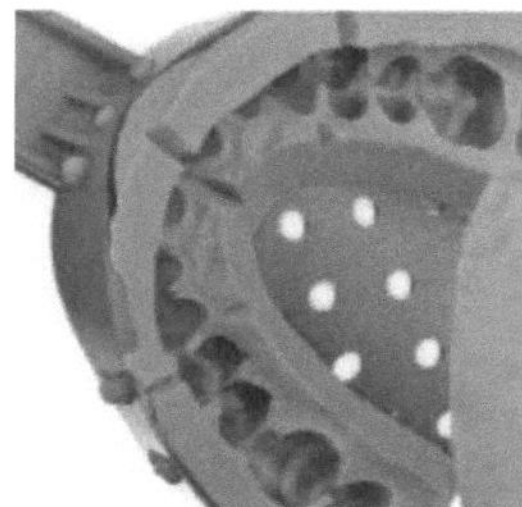

Figura 43 - Matriz PVS (suportada por moldeira) para fabrico de facetas provisórias

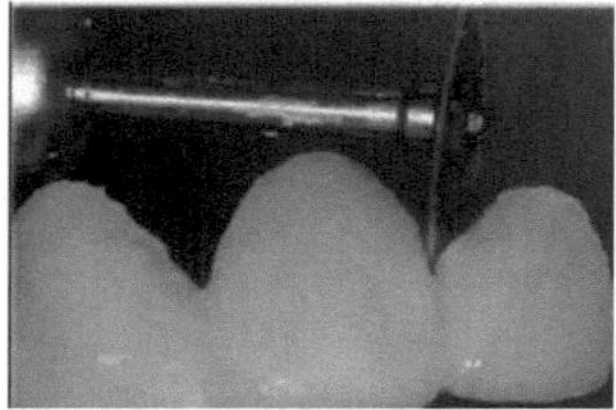

Figura 44 - Recorte de facetas provisórias por via extra-oral com um disco diamantado fino e flexível

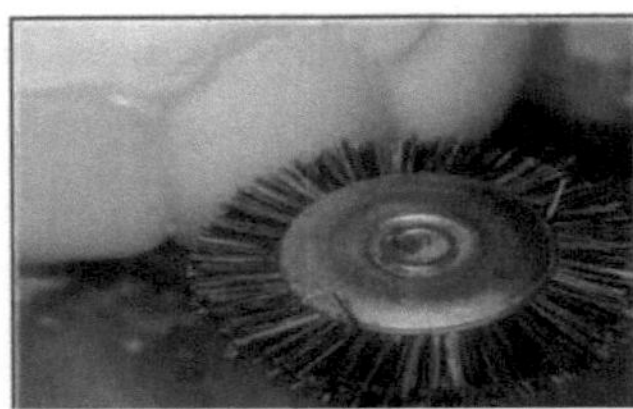

Figura 45 -Polimento de facetas provisórias por via extra-oral com uma escova robinson macia

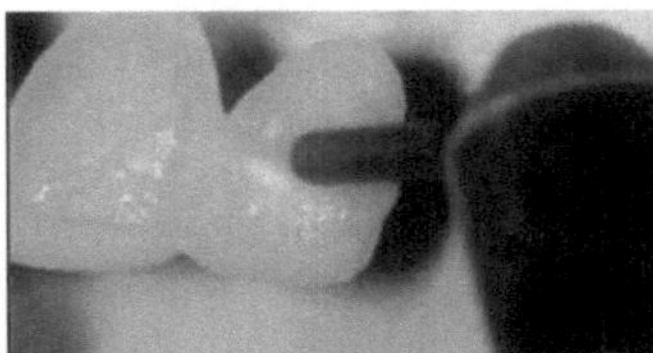

Figura 46 - Micro-endurecimento de facetas provisórias para limpar as superfícies do entalhe e criar uma melhor retenção mecânica

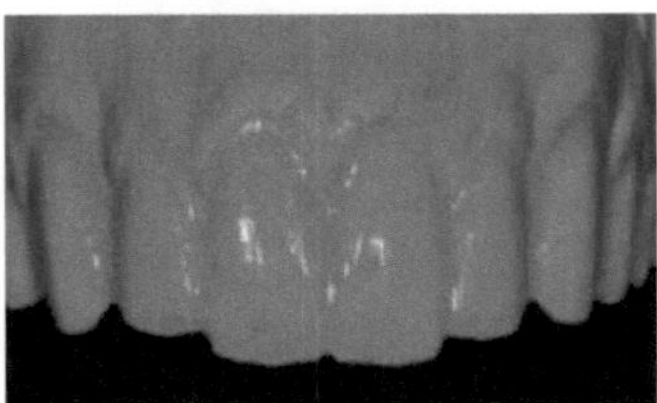

Figura 47 - Facetas provisórias indirectas no modelo de silicone antes da cimentação intra-oralmente

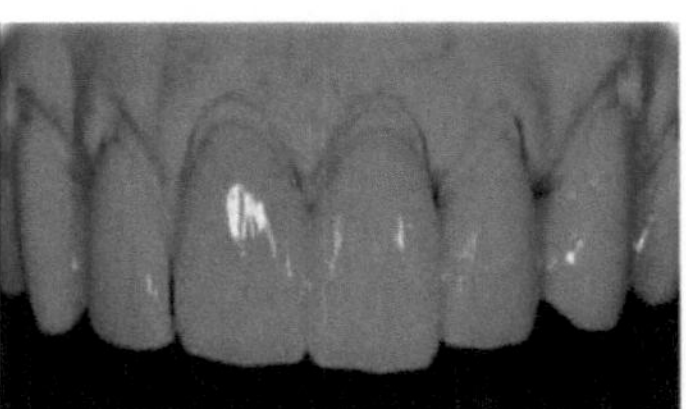

Figura 48 - Facetas provisórias indirectas facilmente removidas do modelo de silicone sem risco de fratura

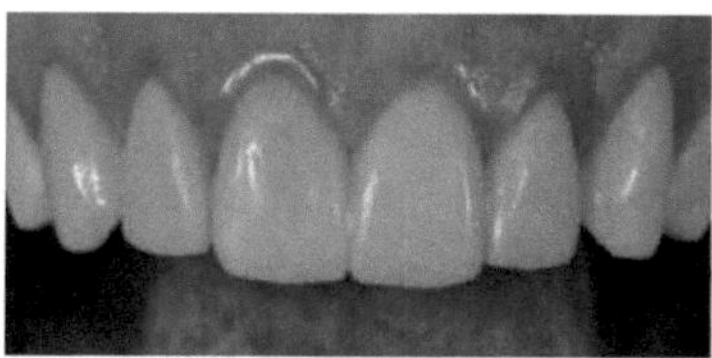

Figura 49 - Resposta saudável dos tecidos moles a facetas provisórias bem contornadas e polidas

Técnica de fabrico provisório de facetas diretas e indirectas

A partir do wax up de diagnóstico, pode ser novamente utilizada uma matriz rígida de PVS ou uma matriz rígida e muito precisa formada por pressão, como a fabricada a partir de uma unidade que utiliza calor e pressão. Mais uma vez, tal como na técnica indireta, recomenda-se o fabrico da matriz a partir de um molde de pedra duplicado do wax up de diagnóstico, de modo a preservar o próprio wax up de diagnóstico. No entanto, com esta técnica direta-indireta, a matriz transparente formada por pressão parece funcionar melhor, uma vez que pode ser ligeiramente removida sobre/fora dos dentes preparados (e melhor visualizada para assegurar o reposicionamento adequado sobre os preparos) durante a colocação do material provisório, para evitar que fique presa no local devido a quaisquer cortes inferiores que possam estar presentes ou devido à contração da polimerização, e para ajudar a dissipar o calor exotérmico que poderia ter efeitos pulpares negativos. A utilização da matriz de massa de vidraceiro é mais difícil de visualizar para assegurar o reposicionamento total durante esta fase de colocação e remoção do provisório, pelo que é preferível a matriz transparente.[55]

Além disso, o assistente dentário também pode pulverizar água por cima e por baixo da matriz transparente para minimizar a transferência excessiva de calor para os dentes e manter os dentes preparados lubrificados, o que também ajuda a evitar o "bloqueio". A utilização de bis-acrílico não provoca tanta reação exotérmica durante a presa como o PMMA, mas em grandes quantidades de unidades pode ainda produzir algum calor exotérmico.

As preparações intra-esmalte ou as preparações mínimas na dentina não seriam tão afectadas pelas reacções exotérmicas, uma vez que existe mais esmalte e dentina para proteger a polpa das alterações térmicas (espessura restante da dentina) em comparação com os dentes com preparações mais profundas na dentina para permitir um melhor alinhamento, alteração da cor, etc.

Para casos que envolvam um número menor de preparos, qualquer tipo de matriz provisória deve ser aceitável para utilização. Antes da colocação da matriz contendo resina bis-acryl, recomenda-se que se lubrifique ligeiramente os dentes preparados com um lubrificante líquido solúvel em água, não só para evitar a aderência do bis-acryl, mas também para atuar como agente humidificante, de modo a proporcionar um melhor fluxo da resina bis-acryl e, assim, melhorar a precisão marginal dos provisórios.

Se for utilizada a matriz rígida transparente formada por pressão, pode ser necessário seccioná-la em vários locais (para casos com um grande número de preparos) para remover cuidadosamente as restaurações provisórias sem as partir. Uma vez que esta matriz será frequentemente destruída durante a remoção dos provisórios, recomenda-se que seja fabricada uma segunda matriz para o caso de ser necessário refazer os provisórios ou qualquer segmento dos mesmos.[55]

Neste caso, foi utilizada uma matriz de PVS suportada por um tabuleiro metálico rígido, uma vez que havia um
número limitado de preparações e, por conseguinte, menor risco de fratura dos provisórios após a remoção da matriz.

Uma vez fabricados os provisórios intra-oralmente e cuidadosamente removidos da matriz, ou dos preparos, como neste caso, as margens podem ser marcadas com um lápis extrafino e os provisórios podem ser cuidadosamente ajustados às margens e contornos desejados, utilizando brocas de diamante fino ou de carboneto de acabamento. O polimento das restaurações pode ser efectuado antes ou depois da cimentação; no entanto, alguns clínicos preferem fazer o polimento final e o glazeamento depois da cimentação.[57] A cimentação dos provisórios é a mesma técnica descrita na técnica indireta. As fotografias de antes e depois do tratamento ilustram o encerramento do diastema da linha média do maxilar e incluem preparações para os incisivos laterais, para uma melhor distribuição do espaço e proporções de todos os incisivos maxilares. (Figura 50 -56)

A vantagem da técnica direta-indireta é a eliminação de uma moldagem e de um molde dos preparos (como é necessário com a técnica indireta), e o corte das margens pode ser feito extra-oralmente, reduzindo assim o risco de danificar as margens do preparo ou os tecidos moles. Mais uma vez, tal como com a técnica indireta, a espessura dos provisórios pode ser medida para ver se é necessário reduzir mais os preparos antes de fazer a impressão final.

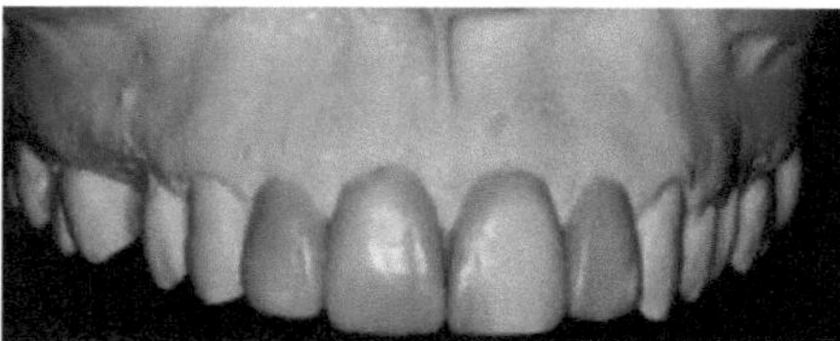

Figura 50 - Enceramento de diagnóstico para fechar o diastema da linha média do maxilar e reproporcionar os incisivos centrais e laterais superiores

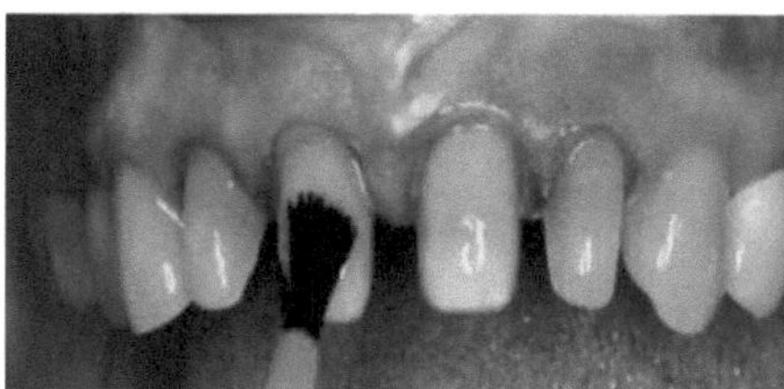

Figura 51 - Preparações lubrificantes para auxiliar a remoção provisória e uma melhor captação marginal

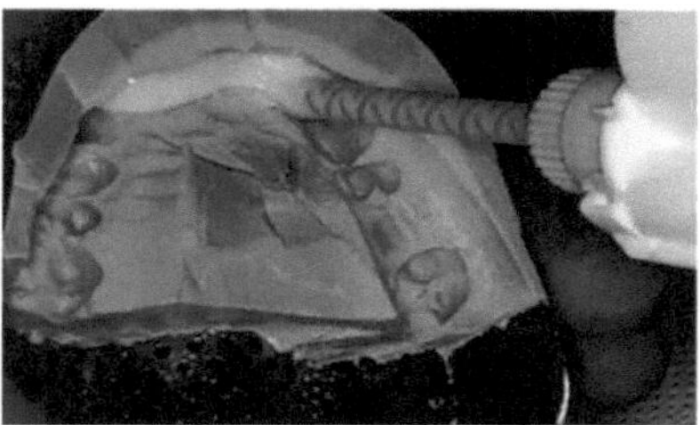

Figura 52- Injeção de resina bis-acril na matriz de PVS, tendo o cuidado de não prender bolhas de ar

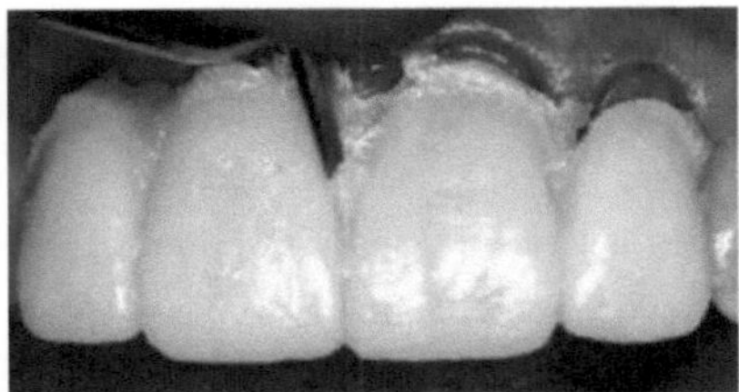

Figura 53 - Remoção cuidadosa dos provisórios fabricados diretamente para permitir o corte

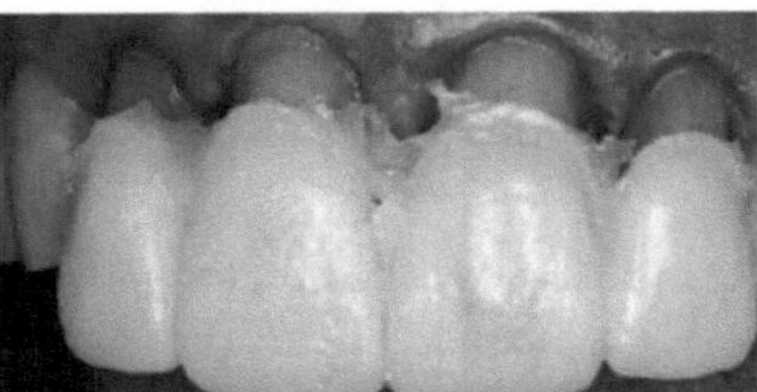

Figura 54 -Provisões removidas intactas para acabamento e polimento extra-orais

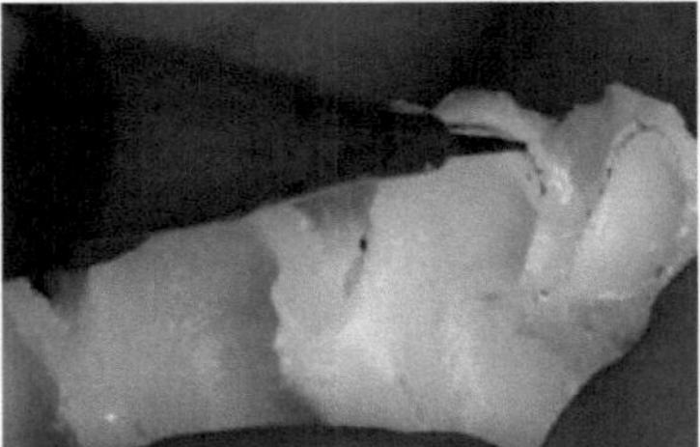

Figura 55 - Marcação das margens com um lápis de mina extrafina para ajudar a cortar

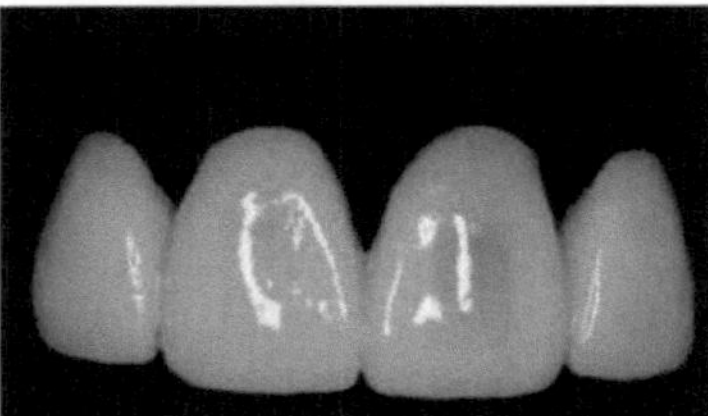

Figura 56 - Utilização de provisórios para identificar áreas de sub-redução que necessitam de preparação adicional antes de efetuar a impressão final

Técnica de fabrico provisório de facetas simplificadas rápidas

Uma matriz de polivinil siloxano transparente é fabricada a partir da técnica provisória de faceta simplificada rápida (RSVP) a partir do molde de cera de diagnóstico ou do molde de cera de diagnóstico duplicado em pedra. O terço gengival da matriz é eliminado ("cortado") da matriz antes da inserção na boca. Uma vez concluídos os preparos do folheado, os preparos podem ser gravados a ponto seguido de selagem com um densensibilizador antibacteriano contendo glutaraldeído ou cloreto de benzalcónio e HEMA. Uma resina não preenchida é então aplicada sobre o ponto de condicionamento, suavemente diluída com ar e fotopolimerizada para ajudar na retenção e minimizar a sensibilidade. A matriz transparente é então preenchida (na incisal, metade a dois terços) com uma resina composta de viscosidade média, ou um compósito concebido especificamente para esta técnica, e inserida na boca. Antes da inserção da matriz transparente, podem ser inseridos fios dentários ou um pequeno cordão estabilizador de borracha nos espaços gengivais para minimizar o bloqueio do flash nestes espaços.

O excesso de compósito é removido do terço gengival dos dentes preparados, seguido de fotopolimerização durante três segundos por dente através da matriz transparente. A matriz é cuidadosamente removida e cada restauração é totalmente polimerizada.

Qualquer excesso ou flash no terço gengival dos preparos pode então ser removido com uma broca fina de diamante ou de carboneto multi-canelada. O terço gengival de cada preparação é agora restaurado com uma resina composta mais viscosa e esculpível, utilizando a técnica de mão livre e esculpida cuidadosamente para os contornos desejados, seguida de polimerização ligeira. Os provisórios são depois acabados e polidos, mas devem necessitar apenas de um acabamento mínimo ao utilizar esta técnica.

Embora não seja tão amplamente conhecida, esta técnica ou as suas variações têm sido discutidas na literatura

. A vantagem desta técnica é que o terço incisal a metade do preparo pode ser localizado com precisão através da matriz e o contorno gengival é melhor controlado para permitir um cuidado domiciliário adequado. A principal desvantagem pode ser o tempo necessário para a colocação à mão livre e o contorno do compósito no terço gengival para casos que envolvem preparações múltiplas.

Os materiais de restauração escolhidos devem complementar-se mutuamente para minimizar qualquer desfasamento estético devido a potenciais diferenças nos índices de refração (devido às diferentes viscosidades), especialmente se os materiais de mistura forem de fabricantes diferentes.

Técnica de fabrico provisório de folheado retrátil

Após a conclusão do enceramento de diagnóstico, a margem gengival de cada dente é delineada com precisão. Esta "linha de grânulos" provisória é cuidadosamente traçada com um instrumento manual afiado ou uma pequena broca redonda (0,5-1 mm de profundidade e não mais larga do que 0,5-1 mm) e deve estender-se à volta de toda a margem da cavidade gengival dos dentes e até aos rebordos interproximais para criar um ponto de separação para que o excesso de resina bis-acril seja mais facilmente removido após a polimerização.[58] De seguida, fabrica-se um molde de PVS (numa moldeira) ou uma massa rígida de PVS sobre o enceramento de diagnóstico (ou um molde de gesso duplicado) para a técnica de envolvimento por contração. A utilização de matrizes transparentes rígidas (como descrito anteriormente) não é recomendada devido à sua rigidez, que pode levar a fracturas do material provisório bis-acrílico durante a remoção da matriz. (Figura 57 - 62)

Além disso, o PMMA não é indicado para esta técnica devido à reação exotérmica durante a presa e ao facto de os provisórios não serem removidos dos preparos durante a fase de polimerização para ajudar a dissipar o calor gerado (como pode ser feito com o preparo tradicional da coroa) que poderia afetar negativamente os tecidos pulpares.

A moldagem/matriz pode ser aparada para permitir a saída do excesso de resina bisacrílica, de modo a minimizar a quantidade de material em excesso que tem de ser removido durante o acabamento. As bordas palatinas/linguales podem ser bloqueadas aplicando cera periférica ou outro material de bloqueio nos dentes secos, de modo a minimizar o excesso de flash interproximal, resultando num menor tempo necessário para o acabamento. Os preparos são tratados e selados como na técnica RSVP. A resina bis-acryl é injectada na matriz e depois inserida sobre os preparos e a matriz é ligeiramente comprimida apicalmente contra os tecidos gengivais para reduzir a espessura do flash de resina nas margens. Qualquer excesso de material que exsuda para além da matriz pode ser limpo com um aplicador de ponta de algodão orcotton antes da polimerização, deixando menos flash para aparar aquando da remoção da matriz. Após a polimerização da resina bis-acryl, a matriz é cuidadosamente removida e qualquer excesso de material remanescente é cuidadosamente aparado com uma broca de diamante de acabamento fino ou com um carbureto multi-canal, enquanto as restaurações provisórias permanecem aderidas aos dentes.[58]

Os rebordos gengivais interproximais devem ser abertos tanto quanto possível para permitir o uso do fio dental durante o período intermédio e dar espaço para a saúde das papilas interproximais.

A vantagem desta técnica é o facto de não requerer a realização de uma impressão dos preparos e subsequente vazamento, poupando assim tempo e materiais. Por este motivo, esta técnica é provavelmente o método mais utilizado na prática atual. Uma variante desta técnica inclui a utilização de uma matriz de PVS transparente com resina composta e o compósito é curado diretamente através da matriz transparente. A chave para o sucesso com esta técnica é o fabrico de uma matriz provisória precisa que reduzirá grandemente a quantidade de folga a remover.

As principais desvantagens são que, se for utilizado um enceramento e uma matriz inferiores aos ideais, pode ocorrer um excesso de flash que pode ser demorado a remover e as margens do preparo e/ou o tecido mole podem ser danificados no processo. Adicionalmente, se os encaixes gengivais interproximais não forem abertos corretamente, as papilas interproximais podem ser comprimidas apicalmente, levando a papilas embotadas e encaixes gengivais abertos na consulta de entrega, na qual o profissional terá de tomar uma decisão clínica sobre se as papilas irão ou não preencher (rebound) com o tempo.

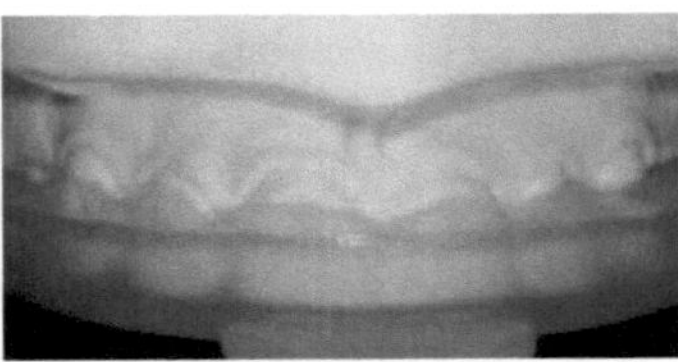

Figura 57 -Fabricação de uma matriz provisória transparente num duplicado de um molde de cera de diagnóstico

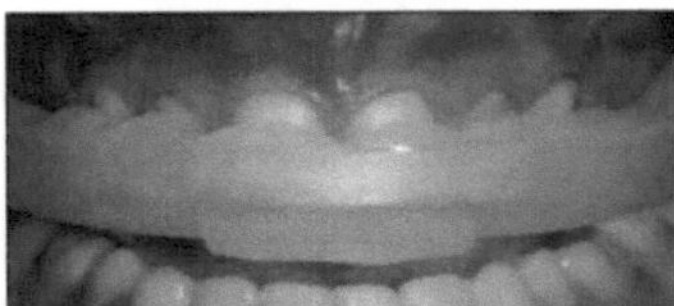

Figura 58 - Utilização de uma matriz transparente para aplicar com exatidão a resina composta nos 1/2 a 2/3 incisais dos preparos, seguida de polimerização ligeira

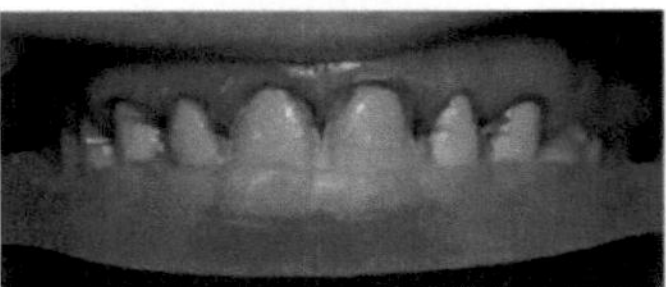

Figura 59- Caso separado que ilustra a utilização de pinos de fixação para ajudar a bloquear os espaços interproximais gengivais para minimizar o excesso de flash de bloqueio em rebaixos

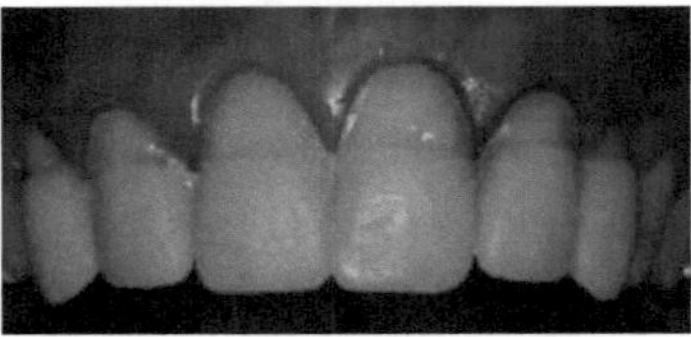

Figura 60 -Matriz removida e qualquer excesso gengival de compósito flash removido

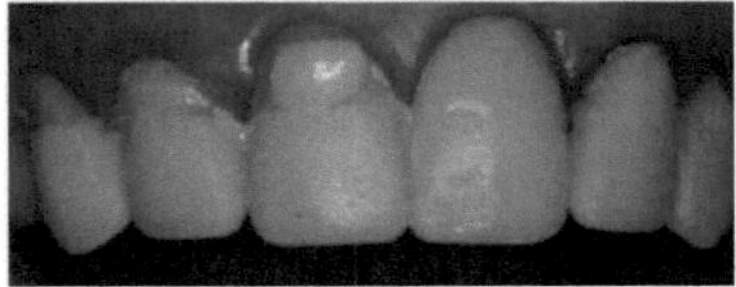

Figura 61 - Adição e escultura manual de resina composta no 1/3 gengival dos preparados P para minimizar a quantidade de polimento necessária após a polimerização

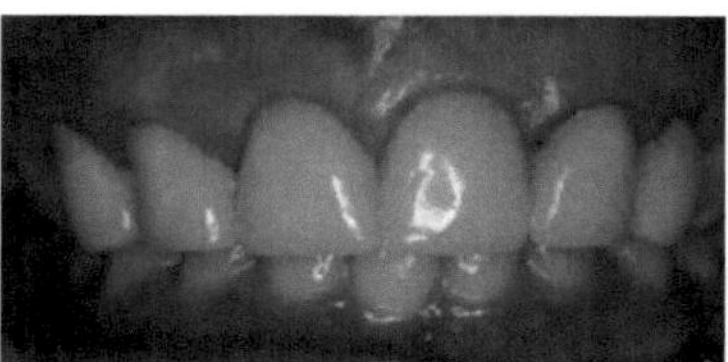

Figura 62 - Restaurações provisórias concluídas com a técnica RSVP

SELECÇÃO DE TONALIDADES

Para obter uma aparência natural, pormenores como a cor, a textura da superfície, o brilho, a translucidez e o contorno desempenham um papel importante na criação da restauração cerâmica. A gama de cores dos dentes que existe na natureza é muito maior do que as cores disponíveis nos guias de cores. Em comparação com as restaurações de cerâmica de facetas finas, as guias são feitas de uma porcelana muito mais espessa e, por conseguinte, a porcelana utilizada para a guia de cores é bastante diferente da porcelana utilizada para fabricar as restaurações. [45]

Um guia de cores disponível no mercado com 16 selecções não pode cobrir as variações apresentadas pelos dentes naturais. Por conseguinte, qualquer tratamento deve começar com a determinação da cor. Todo o processo de reconstrução e o seu sucesso estão diretamente relacionados com a seleção correta da cor. Por isso, o técnico deve ter todos os pormenores relacionados para poder fazer os ajustes precisos e necessários.

As cores do esmalte e do corpo são selecionadas da mesma forma. Para o fazer eficazmente, um dentista e um técnico experientes devem avaliar um conhecimento profundo das várias possibilidades de combinação de cores. Para selecionar a cor de base, podem ser utilizados separadores de cor personalizados e anéis de cor em resina.

O daltonismo pode manifestar-se sob a forma de incapacidade de distinguir determinadas cores e, embora seja mais comum nos homens, também pode ocorrer nas mulheres.

Um estudo recente revelou que 9,3% dos homens apresentavam um daltonismo, em comparação com 0,1 das mulheres[41] . Os indivíduos com um daltonismo vermelho-verde apresentaram pontuações de visão de cores mais baixas na região amarela do espetro de luz visível. Isto pode ser uma preocupação séria para um dentista e, por isso, um dentista deve estar atento a qualquer condição deste tipo e, se for grave, deve utilizar o olho treinado do seu assistente ou técnico para lhe fazer corresponder as tonalidades.

Importância da fonte de luz

Em qualquer restauração estética bem sucedida, o dentista não deve considerar apenas o lado artístico do procedimento, mas também o lado científico. A cor é, na verdade, um fenómeno de luz e uma questão de perceção visual que nos permite diferenciar entre objectos semelhantes. A perceção da cor depende do objeto, do observador e da fonte de luz e a nossa perceção de uma determinada cor pode mudar quando qualquer um destes factores é alterado. Mesmo um único objeto pode apresentar quantidades variáveis de luz ou variações de cor. A luz dispersa ou reflectida pelas paredes, mobiliário ou outros objectos pode influenciar a nossa perceção de um objeto. A perceção da cor é influenciada principalmente pela luz, pelo que a luz ambiente é muito importante. O cinzento é uma excelente cor para o ambiente, de modo a avaliar com precisão a cor das restaurações, uma vez que é uma combinação de cores primárias e secundárias e não tem uma cor complementar contrastante. Uma sala de cor interior deve fazer parte de qualquer bom consultório ou laboratório dentário e deve ser pintada de cinzento neutro e ser bem iluminada com lâmpadas fluorescentes de cor corrigida.[45] O paciente não deve estar a usar batom e as suas roupas devem estar cobertas com um bibe cinzento. Só depois de estas condições estarem reunidas é que se pode iniciar o processo de seleção da cor. A situação ideal será se tanto o consultório dentário como o laboratório tiverem as mesmas fontes de iluminação, bem como as mesmas cores de parede. Isto é especialmente importante para minimizar a confusão metamérica.

Calendário

A seleção da cor deve ser feita mesmo antes do início da preparação dos dentes. Isto evitará qualquer alteração de valor durante o período de preparação (i.e. desidratação). Para tentar fazer a correspondência da cor, o dentista deve primeiro certificar-se de que os dentes do paciente estão perfeitamente limpos e sem manchas.

Assim, imediatamente antes da cor a combinar, essa área da boca deve ser objeto de uma profilaxia rápida com taça de borracha e pasta, seguida de uma lavagem completa da pasta nessa área. Em qualquer exame, os dentes do paciente sofrem de desidratação, pelo que a coloração deve ser efectuada como o primeiro passo do processo. De facto, pode demorar até duas horas para que a cor do dente desidratado volte ao normal se ocorrer calcificação branca devido à desidratação.[54] Consequentemente, é muito importante tirar as fotografias necessárias o mais rapidamente possível, uma vez que até o simples procedimento de usar um retractor de bochechas durante mais de um minuto é uma causa de desidratação.

Sombra de cepo

Um dos procedimentos mais importantes na comunicação com o técnico é a transferência da cor do coto, que se refere a todas as cores dos dentes preparados após a redução. Uma vez que a PLV é uma peça muito fina de cerâmica, o técnico deve conhecer a cor da estrutura subjacente, de modo a compensar esta descoloração subjacente e alcançar a tonalidade desejada da PLV final[45] Um erro comum durante este procedimento, cometido pela maioria dos dentistas, é secar a superfície do dente preparado antes de tirar a cor do coto. No entanto, devido ao fenómeno da desidratação, a cor da restante superfície dentária parecerá mais clara do que quando está molhada. Consequentemente, quando se chega à fase de prova e colagem, de repente o dente e, por conseguinte, o PLV, parecerão mais escuros do que o esperado. Este é um ponto que deve ser seriamente considerado para não enfrentar surpresas desagradáveis na fase final.

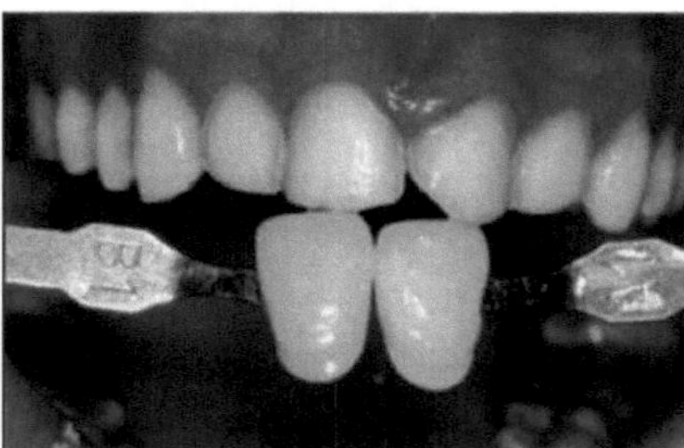

Figura 63- Fig. 43: A cor do coto é muito importante, uma vez que o técnico prepara uma camada muito fina de porcelana de acordo com a cor dos dentes preparados

Baixo valor versus alto valor

Embora não seja recomendado, quando se fala de uma combinação perfeita de cores, se um dentista não conseguir decidir entre duas cores, é benéfico escolher o tom mais claro. É sempre mais seguro optar pela tonalidade mais clara, uma vez que é mais fácil escurecer o PLV do que clareá-lo (baixar o valor e aumentar o croma). (Por conseguinte, em caso de dúvida, é mais lógico optar pela alternativa de cor mais clara.

Carácter do dente

Há inúmeros factores a considerar ao selecionar a tonalidade. Os três factores mais influentes são o iluminante, o observador e o objeto. O reconhecimento cuidadoso destes factores, que incluem o metamerismo, o brilho, a translucidez e a fluorescência, ajudará a melhorar o resultado da correspondência.

Uma das chaves para uma boa correspondência é reconhecer a forma original do dente, seja ela opaca, translúcida, baça ou altamente reflectora. Independentemente de a restauração de porcelana ter sido feita de forma brilhante ou de a cor ter sido corretamente escolhida, se os dentes circundantes forem baços, um esmalte alto e brilhante será incompatível. Em geral, é aconselhável selecionar uma cor ligeiramente mais clara do que a desejada pelo paciente. É possível modificar subtilmente a cor utilizando os vários compósitos

sistemas de resina. É um pouco mais fácil escurecer uma determinada tonalidade do que clareá-la. Por isso, em geral, selecione uma tonalidade que seja mais alta em valor e mais baixa em croma.

A seleção da cor dos laminados varia um pouco em relação às técnicas convencionais de coroas e pontes, em que o ceramista pode fazer corresponder qualquer guia de cor escolhida. No processamento de laminados de porcelana, o ceramista pode ser capaz de fornecer uma faceta de cor A2, mas uma vez cimentada no local, a cor final pode ser muito diferente. A cor final da restauração será o resultado combinado de vários factores e não apenas da cor de porcelana selecionada.

-A cor original do dente.

- A cor selecionada para a porcelana e a quantidade de opacificador adicionada.

- A cor e a opacidade do agente de cimentação de resina composta.

- A utilização de modificadores de cor de resina tem um efeito caraterístico por detrás das facetas

VINCULAÇÃO

Para conseguir uma boa ligação entre dois materiais diferentes, é necessário cumprir vários pré-requisitos. Para conseguir a adesão, os dois substratos têm de entrar em contacto muito próximo. Só se as moléculas forem aproximadas a uma distância nanométrica é que podem ser criadas forças intermoleculares. No caso de substratos sólidos, isto é quase impossível, devido à morfologia da superfície.

Colagem ao esmalte

Há quase cinquenta anos, M. G. Buonocore publicou um artigo no qual demonstrou que é possível unir resinas acrílicas ao esmalte, se o esmalte for condicionado com ácido fosfórico, enxaguado e seco antes da aplicação da resina.[41] Isto abriu o caminho para os primeiros passos na medicina dentária adesiva: a ligação fiável ao esmalte. O esmalte não tratado tem uma energia de superfície muito baixa e, por isso, não é adequado para a colagem. Além disso, está coberto por um biofilme constituído por glicopolissacarídeos da saliva. Ao remover este biofilme e condicionar o esmalte com ácido fosfórico a 37%, ocorrem duas alterações que são muito favoráveis para a adesão:[42] a energia de superfície do esmalte aumenta consideravelmente e, devido à dissolução selectiva, é criada uma superfície microretentora que pode ser penetrada de forma óptima pelas resinas de diacrilato hidrofóbicas, que são a matriz das resinas compostas e que são utilizadas como agentes de ligação ao esmalte. Por conseguinte, a ligação do esmalte é principalmente um bloqueio micro-mecânico da resina com a superfície do esmalte. A resina pode penetrar em reentrâncias ou pode encolher durante a polimerização em cima de estruturas semelhantes a barras criadas pelo processo de condicionamento. Isto só pode ocorrer se todos os vestígios de humidade forem eliminados, o que se verifica quando o esmalte gravado se torna calcário na sua aparência. Os 37

% de ácido fosfórico parece ser o melhor compromisso entre a perda de substância e as alterações histológicas da morfologia da superfície. A corrosão durante 30 segundos provoca uma perda de substância de aproximadamente 10um

Colagem à dentina

A ligação à dentina provou ser mais complexa e difícil. Os materiais e técnicas fiáveis só foram disponibilizados aos dentistas depois de se ter percebido que é possível uma ligação permanente à dentina se for conseguida uma ligação micromecânica[44]

(Fig. 3-14).

Duas abordagens importantes foram alteradas na filosofia de tratamento.

1) A dentina tem de ser condicionada, o que não prejudica a polpa.

2) Devem ser utilizadas resinas hidrofílicas capazes de penetrar na superfície dentinária condicionada, apesar do seu estado húmido.[45]

1. Condimentar a superfície da dentina de forma a descalcificar a superfície até alguns microns de profundidade. Desta forma, as fibras de colagénio são desnudadas e estão prontas para serem utilizadas como retenção para os componentes do sistema adesivo. O ácido preferível é o ácido fosfórico, que deve ser aplicado durante não mais de 15 segundos. Se a dentina for excessivamente condicionada, então o condicionamento é demasiado profundo e, mais uma vez, os monómeros podem não penetrar completamente na zona desmineralizada, produzindo uma ligação fraca e provavelmente facilitando a fuga de nano.
2. A superfície da dentina condicionada deve ser preparada, ou seja, penetrada com monómeros hidrofílicos ou anfifílicos. Estes monómeros só são capazes de penetrar na rede de colagénio húmida.
3. A superfície da dentina preparada está agora pronta para receber o adesivo, que é normalmente mais hidrofóbico e deve ser compatível com a resina composta da reconstrução ou com o compósito de cimentação. Nesta fase, a dentina infiltrada com resina é muito frágil. Por isso, é obrigatório polimerizar esta camada antes de aplicar a restauração.[46] Se isto não for feito, a contração da polimerização do compósito de sobreposição destruirá imediatamente a camada híbrida.

O ácido fosfórico a 37 % parece ser o melhor compromisso entre a perda de substância e as alterações histológicas da morfologia da superfície. O condicionamento ácido durante 30 segundos cria aproximadamente 10 um de perda de substância. A técnica clássica de colagem do esmalte consiste em condicionar com precisão o esmalte com um gel de ácido fosfórico[43] durante 30 segundos, depois enxaguar vigorosamente com um spray de água-ar para remover todos os precipitados e, por fim, secar cuidadosa e completamente a superfície do esmalte com um jato de ar antes de aplicar o agente de colagem hidrofóbico do esmalte.

Colagem de cerâmica

Uma ligação fiável de compósitos a cerâmicas é também conseguida por retenção micromecânica. As cerâmicas Feld spathic (óxido de silício) e as cerâmicas de silicato de lítio contêm uma fase vítrea38'39'52 que pode ser gravada com ácido fluorídrico53-55 ou compostos semelhantes,39 expondo os cristalitos contidos na cerâmica para criar microrretenções. Com base no conhecimento químico, o condicionamento com ácido fluorídrico só é possível com cerâmicas ou vidros à base de $Si0_2$, de acordo com a equação da reação:

$$6\,H_2F_2 + 2\,Si0_2 \qquad 2\,H_2SiF_6 + 4\,H_20$$

A superfície gravada pode ser molhada e penetrada por resinas que proporcionam uma forte ligação micromecânica à cerâmica. A força de ligação suficiente só é alcançada se a resina utilizada for capaz de penetrar profundamente nas microrretenções criadas pelo processo de corrosão.

Recomendação de produtos para colagem de facetas

As facetas são caracterizadas por duas caraterísticas específicas: são normalmente muito finas e transparentes e são coladas maioritariamente (mas não exclusivamente) ao esmalte. Estas duas caraterísticas determinam quais os sistemas de ligação/luting que devem ser selecionados. Uma vez que o esmalte é o alvo principal da adesão, deve ser utilizada uma ligação fiável ao esmalte. No entanto, a dentina também pode estar envolvida. Por conseguinte, é preferível qualquer sistema de ligação total (ou seja, qualquer sistema em que o esmalte e a dentina sejam condicionados separadamente com ácido fosfórico), como os sistemas etch, bond, prime ou etch e prime-bond. A cerâmica deve ser condicionada e silanizada imediatamente antes da inserção, de modo a otimizar a "molhabilidade" da superfície da cerâmica para as resinas de diacrilato. Recomenda-se a utilização de um silano de dois componentes. Do compósito de cimentação, devem ser preferidos sistemas fotopolimerizáveis de baixa viscosidade, porque as facetas são normalmente muito finas e translúcidas. Só se for necessário cimentar facetas muito opacas é que se deve considerar uma resina de cimentação de dupla polimerização, especialmente porque é sabido que estes materiais tendem a mostrar uma descoloração amarelo-acastanhada com o tempo, devido ao seu maior teor de aminas.

COR

O teste final de uma restauração anterior esteticamente agradável é a obtenção de uma aparência visual e função naturais. Os resultados finais devem satisfazer as expectativas do médico e do paciente.

Estes resultados só podem ser alcançados se estiverem reunidas as seguintes condições prévias:

1. O médico domina a arte e a ciência do planeamento do tratamento com cor, incluindo a seleção correta da cor e da tonalidade para cada doente.
2. O clínico comunicou corretamente o seu plano de tratamento e a seleção da cor ao laboratório dentário.
3. O técnico de laboratório interpretou corretamente as informações recebidas e combinou com sucesso os materiais no processo de fabrico para produzir uma restauração discreta com aspeto natural.

No entanto, o processo de seleção da cor tornou-se mais complexo, devido às variações e diferenças nas propriedades ópticas da nova geração de materiais de restauração cosmética.

A determinação da cor compreende cinco parâmetros distintos, que devem ser satisfeitos de modo a obter um resultado estético previsível:

1. análise
2. comunicação
3. interpretação
4. fabrico
5. verificação.

Dimensões da cor

A compreensão da cor requer a compreensão das dimensões da cor, ou seja, a sua tonalidade, croma, valor e translucidez. A translucidez não é abordada na análise de cor de Munsell (Fig. 5-1),[8] mas pode ser o fator mais importante no resultado final de uma restauração estética. Quando as restaurações são rotuladas como demasiado opacas, tipo mármore, ou de aparência morta, a limitação estética é geralmente o resultado de uma reprodução inadequada da translucidez. A translucidez, de facto, é a relação espacial tridimensional ou a representação do valor.

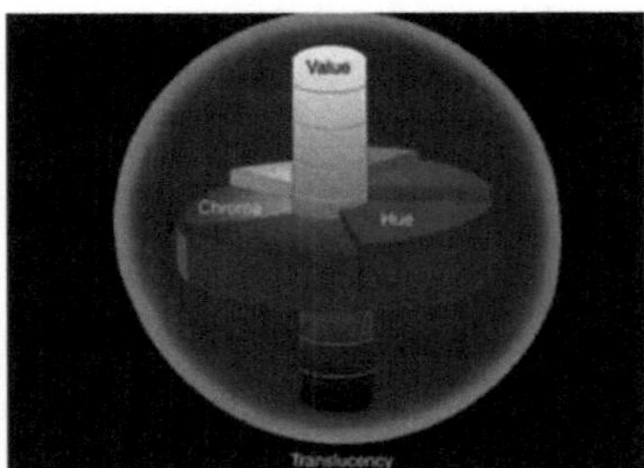

Munsell[1] S análise da cor modificada (A Grammar of Color), identificando os quatro parâmetros: matiz, croma, valor e translucidez.

A tonalidade é simplesmente o tom da cor, ou seja, vermelho, azul, amarelo, etc. O termo "matiz" é sinónimo do termo "cor" e é utilizado para descrever a cor de um dente ou de uma restauração dentária. Croma é a intensidade ou saturação do tom de cor (matiz), ou seja, azul claro ou azul escuro. É utilizado para descrever, por exemplo, a tonalidade laranja ou amarela de um dente ou de uma restauração.

Cores espectrais

As cores espectrais são as cores da luz no espetro de luz visível. Embora a luz branca pareça incolor e intangível, é formada por energia electromagnética distinta. Quando a luz passa através de um prisma (Sir Isaac Newton, 1676), é refractada e a energia luminosa é dispersa nos vários comprimentos de onda da luz branca - daí o acrónimo ROY G BIV, ou seja, vermelho, laranja, amarelo, verde, azul, índigo, violeta.

Cores de pigmentos

Em odontologia, devemos entender as cores dos pigmentos, uma vez que os meios restauradores (cerâmicas, compósitos e resinas acrílicas) possuem cor. A interação das cores tem um papel de importância crítica no continuum estético. É necessária uma discussão sobre as cores primárias, secundárias e complementares, de modo a controlar e alterar as tonalidades para obter um resultado estético previsível

Perceção da cor

Todos os objectos apresentam cor, como o branco, o preto, o vermelho, o roxo, o azul, o amarelo, etc. A cor é percepcionada através da absorção e reflexão dos vários comprimentos de onda da luz visível. Por exemplo, um objeto preto absorve completamente todos os comprimentos de onda da luz visível, enquanto um objeto branco reflecte completamente todos os comprimentos de onda. Um objeto amarelo absorve os comprimentos de onda da luz vermelha, verde, azul, índigo e violeta e reflecte a cor laranja.

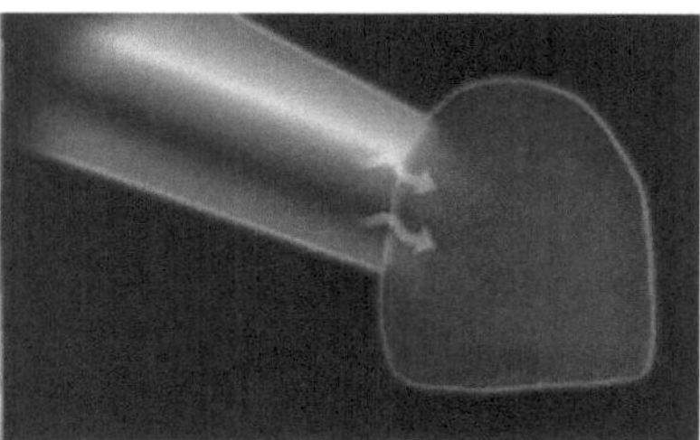

Um objeto ou superfície negra absorve completamente todos os comprimentos de onda da luz visível.

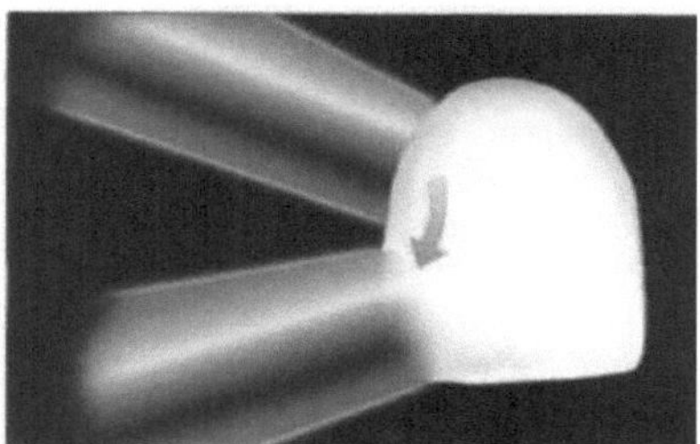

O objeto branco reflecte todos os comprimentos de onda

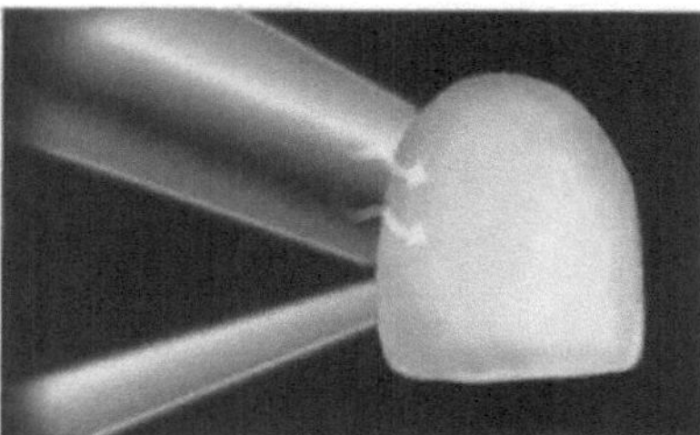

O objeto laranja absorve o vermelho amarelo violeta índigo e reflecte o laranja

Diferença binocular na perceção da cor
As diferenças de perceção das cores entre indivíduos são consideráveis, como já referimos. No entanto, mesmo no mesmo indivíduo, pode existir uma diferença na perceção das cores. Este fenómeno é conhecido como perceção binocular da cor - é uma variação de perceção entre o olho direito e o olho esquerdo. Esta disparidade de perceção de cor entre os olhos de um indivíduo é pequena; no entanto, quando está presente, deve haver uma compensação para ela. Também parece haver um fenómeno em que cada olho percebe a cor de forma ligeiramente diferente.

Idade cronológica e perceção de cores
Existem dois efeitos distintos que ocorrem com o aumento da idade. Primeiro, os próprios dentes tornam-se mais escuros (aumento do croma), devido ao aumento da formação de dentina secundária. Em segundo lugar, a lente do olho humano torna-se mais castanho-amarelada, transmitindo assim uma tendência para o amarelo-castanho. A diferenciação entre o branco e o amarelo torna-se cada vez mais difícil. Este processo inicia-se aos 30 anos de idade, torna-se mais notório após os 50 anos e tem significado clínico após os 60 anos de idade. Este fenómeno pode representar um problema clínico para o clínico, pelo que deve ser delegado em pessoal auxiliar mais jovem, entre os 20 e os 30 anos de idade.

Fadiga e perceção de cores
A perceção visual adversa é a consequência da fadiga sistémica, local e/ou mental. A incapacidade de distinguir com exatidão a tonalidade e o croma é mais percetível em alturas de fadiga, e a cor pode ser percebida como desbotada ou deslumbrada. As observações sucessivas de sombras e a iluminação incorrecta (demasiado clara ou escura) são as causas mais comuns de fadiga.

Drogas e perceção de cores
O abuso de drogas, álcool e cafeína pode afetar a capacidade de perceção correta das cores.

Iluminação
A cor não pode ser percebida nem corretamente avaliada sem uma iluminação correta. Os estudos de Nakagawa, et al.9-10 e Preston[11] mostraram claramente a importância da iluminação na sala de tratamento. Também demonstraram a influência dramática da

qualidade e quantidade inadequadas na perceção óptima da sombra. Os separadores de cor, vistos sob diferentes condições de iluminação, têm um aspeto completamente diferente em termos de tonalidade, croma e valor.

Metamerismo

O metamerismo é um fenómeno em que a cor de um objeto parece diferente, dependendo da fonte de luz. Quando vistos em conjunto sob a mesma fonte de luz, dois objectos podem parecer ter a mesma cor; no entanto, cada um parece ter uma cor diferente quando visto sob fontes de luz diferentes. Por exemplo, uma coroa pode ser igualada sob luz incandescente; no entanto, quando a coroa é vista sob luz fluorescente ou com correção de cor, a cor da coroa parece diferente. Em medicina dentária, este fenómeno ocorre de forma previsível e frequente se o ambiente de seleção de cores não for controlado e neutro. Para evitar ou minimizar o metamerismo, é da maior importância controlar as condições de iluminação quando a cor está a ser determinada.

Dicas de iluminação clínica

1. Se o médico ou o técnico de laboratório tiver acesso a uma fonte de luz natural, é preferível tirar as sombras às 10 ou às 14 horas num dia claro e luminoso, quando a temperatura de cor ideal é de 5500 graus K.
2. Os tubos de iluminação com correção de cor que queimam a 5500 K devem ser instalados quando apenas existe iluminação artificial (sem luz natural).
3. Deve ser mantida uma intensidade luminosa de 175 + ou - 25 velas de pé (verificada por um medidor de temperatura de cor).
4. Deve ser utilizado periodicamente um medidor de temperatura de cor para verificar se é atingido o valor de 5500 K na zona de captação de sombra (sala de tratamento ou cirurgia).
5. O pó e a sujidade devem ser limpos regularmente dos tubos de iluminação e dos difusores, uma vez que a presença de pó pode alterar a quantidade e a qualidade da luz emitida.

Guia de sombra Sistemas de sombra

A seleção é um processo de conversão da perceção da cor em comunicação da cor - conversão da cor numa terminologia e linguagem do sistema cerâmico e, em seguida, comunicação da mesma ao técnico de laboratório para o fabrico da restauração. Um técnico com elevada acuidade de análise de cor pode olhar para um dente e ver as cores como elas se correlacionam com um sistema de porcelana. Determinar uma correspondência de cor exacta é uma das tarefas mais importantes para o técnico de laboratório.

procedimentos criticamente importantes na odontologia restauradora estética e sempre foi um dos maiores desafios na odontologia.

Colocadas contra um fundo verde, as facetas de cerâmica assumem um aspeto vermelho. As escolas de medicina dentária não proporcionam formação adequada aos estudantes de medicina dentária em educação da cor e a maioria dos técnicos de laboratório nunca teve a oportunidade de trabalhar diretamente com os pacientes. Os sistemas de orientação da cor podem ser divididos em duas categorias: convencionais, que utilizam tabulações de cor, e baseados em tecnologia, que utilizam imagens e análises digitais por computador.

Impacto dos materiais e da ciência dos materiais na cor

A importância dos materiais de restauração e do seu efeito na tonalidade da cor não pode ser subestimada. Com a indústria estética dentária a ser impulsionada por materiais inovadores, foram feitos progressos impressionantes na ciência dos materiais e na tecnologia adesiva, oferecendo propriedades físicas e ópticas melhoradas. Os principais participantes incluem Procera, Nobel Biocare, Yorba Linda; Creation AV, Jensen Industries; Empress I e II, Ivoclar-Vivadent; Cerpress SL, Leach e Dillon; In-Ceram; Omega 900, Vita Zahnfabrik; HeraCeram. McLean47'48'55 de Inglaterra - um dos líderes e inovadores em materiais de cerâmica dentária desenvolveu uma variedade de cerâmicas atualmente disponíveis no mercado. As caraterísticas melhoradas estão principalmente na densidade do material, que se correlaciona diretamente com a transmissão de luz (opacidade e translucidez).

Existem cinco categorias de materiais que têm aplicação direta como materiais para o fabrico de facetas laminadas cerâmicas:

- Cerâmica de óxido de alumínio sinterizado (Procera)
- Cerâmica de dissilicato de lítio (IPS Empress 2 Eris)
- Cerâmica reforçada com leucite (Empress I, Cerpress SL)
- Cerâmica feldspática (Creation, Ceramco 3, Finesse)
- Cerâmica sintética de vidro de quartzo de baixa fusão (HeraCeram).

Aplicações clínicas - Correspondência de cores de facetas de laminado cerâmico

Os princípios de translucidez, valor, croma e matiz podem ser aplicados a restaurações de facetas cerâmicas unitárias ou múltiplas. Existe uma variabilidade considerável na cor dentro de uma determinada arcada dentária no mesmo paciente. São visíveis ligeiras variações entre os incisivos centrais maxilares, os incisivos laterais e os caninos. Embora os incisivos centrais

são os mais esteticamente dominantes dos seis dentes maxilares, os caninos são normalmente os mais dominantes em tonalidade e croma. Os incisivos centrais tendem a ser os mais brilhantes da arcada; as cúspides são as mais escuras. Pode haver uma ligeira variação de croma e valor entre os incisivos centrais e os laterais; os laterais são mais pequenos e ligeiramente mais baixos em valor. No entanto, a tonalidade é frequentemente a mesma. A tonalidade dos caninos é geralmente diferente da dos incisivos centrais e laterais, e o seu croma é de maior intensidade. O mesmo acontece com os caninos mandibulares, mas os incisivos centrais e laterais mandibulares são iguais em tonalidade, croma e valor quando comparados com os dentes maxilares. Os dentes posteriores - molares e pré-molares - são mais próximos dos incisivos centrais.

Dicas clínicas para a seleção da tonalidade do revestimento laminado cerâmico

1. Estabelecer um ambiente devidamente iluminado para a seleção da sombra.
2. Selecionar a tonalidade final das facetas, com base na preferência do doente, bem como no tom do cabelo, dos olhos e da pele.

3. Tirar uma fotografia do separador de cor selecionado adjacente à estrutura dentária não preparada como cor de referência para o técnico (interpretação da calibração da transferência de cor dos diapositivos ou polaroids para a realidade clínica).

4. Selecione a cor original da estrutura dentária não preparada e hidratada como ponto de referência. O significado clínico é identificar o papel da camada de esmalte em referência ao valor. É bom conservar essa documentação, uma vez que os pacientes esquecem rapidamente e perdem a perspetiva da extensão da descoloração da dentição pré-operatória.

5. Selecionar a cor do coto após a preparação final do dente. Note-se que a cor do coto pode variar dentro de cada dente, bem como interproximalmente (entre os dentes). A importância e o significado clínico desta etapa não podem ser enfatizados em demasia.

CONSIDERAÇÕES PERIODONTAIS NO PLANEAMENTO DO TRATAMENTO ESTÉTICO

O resultado estético de um caso é determinado pela relação da coroa com os tecidos moles, quer se trate de um dente natural, de um pôntico ou de um implante. Um conhecimento sólido da anatomia normal da unidade dento-gengival pode inicialmente evitar a violação dos princípios básicos e, em seguida, é possível compreender o ponto em que a tolerância fisiológica pode mudar para uma reação inflamatória.

Problemas periodontais estéticos

Inflamação gengival e perda de tecido

Devido à doença periodontal A doença periodontal é o resultado da acumulação de placa dentária na margem gengival, levando à inflamação dos tecidos periodontais. Tradicionalmente, a doença periodontal tem sido dividida em gengivite e periodontite, consoante tenha ocorrido ou não destruição dos tecidos de suporte dos dentes. O diagnóstico e o tratamento dos problemas periodontais baseiam-se em achados clínicos, como a profundidade das bolsas de sondagem, a perda de inserção, a hemorragia gengival e a avaliação radiográfica da crista alveolar. O objetivo do tratamento periodontal pode ser resumido como a prevenção da perda de dentes, a manutenção do suporte periodontal, a reparação e a regeneração dos tecidos danificados e da sua função. Mas quando se considera a etiologia da doença periodontal, a principal tarefa parece ser a modificação dos hábitos do paciente, de modo a constituir um nível de higiene oral que evite a inflamação dos tecidos periodontais devido à acumulação de placa bacteriana.

A inflamação gengival e a destruição periodontal associada são factores principais que podem reverter o resultado estético a longo prazo. O estabelecimento de restaurações definitivas quando estão presentes problemas periodontais inflamatórios não só limita o sucesso estético, como também acelera a taxa de destruição periodontal. A eliminação da inflamação gengival é obrigatória antes do início de qualquer tratamento restaurador. A terapia periodontal inicial, que consiste em instruções de higiene oral, eliminação de factores de retenção, destartarização e planeamento radicular, resultará na resolução da inflamação. Os doentes com periodontite moderada a grave podem necessitar de tratamento periodontal avançado, que pode consistir em procedimentos cirúrgicos para eliminar as bolsas periodontais residuais e regenerar os tecidos periodontais perdidos. A cirurgia de eliminação de bolsas resulta normalmente em coroas clínicas longas que podem ser esteticamente inaceitáveis.

Margens de restauração e violação dos princípios biológicos

A preservação do estado saudável dos tecidos periodontais é o fator mais significativo no prognóstico a longo prazo de um dente restaurado. Existem cinco causas principais de doença periodontal inflamatória relacionada com a placa bacteriana associada a procedimentos de restauração:

1. danos graves nos tecidos periodontais durante a preparação dos dentes e a moldagem
2. não manutenção do perfil de emergência
3. incapacidade de efetuar um acabamento e/ou selagem adequados das margens subgengivais
4. colocação de margens subgengivais em locais com pouca ou nenhuma gengiva aderida
5. violação da largura biológica.

O terço cervical da coroa clínica é também referido como o perfil de emergência do dente. Esta é a região onde a coroa emerge do periodonto e os seus contornos supra-subgengivais devem ter um perfil de emergência plano. Existe uma relação muito estreita entre o selamento marginal e o perfil de emergência.[16] A má adaptação e a rugosidade da margem da restauração resultam em irritação mecânica do epitélio sulcular e podem abrigar flora microbiana.[1] 7 As margens salientes não só acumulam mais placa bacteriana do que as margens corretamente acabadas, como a placa sofre uma alteração na sua composição, como a observada em associação com a periodontite destrutiva.

O sulco gengival estende-se desde a margem gengival livre até à inserção epitelial. No estado de saúde, a sua profundidade é de cerca de 0-3 mm e é revestido por um epitélio sulcular fino. A profundidade deste sulco pode variar de dente para dente e de superfície para superfície no mesmo dente. O comprometimento da largura apicocoronal da ligação do tecido conjuntivo através da colocação das margens da coroa profundamente no sulco inicia uma inflamação gengival persistente e irreversível devido à violação da largura biológica. Estas violações cortam o epitélio juncional e as fibras do tecido conjuntivo supragengival. A migração apical do epitélio juncional favorece o desenvolvimento de bolsas periodontais e a perda de osso alveolar. A linha de chegada das restaurações deve seguir o contorno da junção cemento-esmalte e manter-se sempre a uma distância mínima de 2,5 mm da crista óssea.

Assimetrias e discrepâncias gengivais

A aparência estética é consideravelmente afetada pela simetria criada pela linha média dentária e facial. Na etiologia das assimetrias gengivais, devem ser consideradas a erupção passiva alterada, os diferentes padrões de desgaste dentário, os traumas que modificam a erupção dentária, o posicionamento do dente na arcada dentária, os hábitos parafuncionais e a escovagem excessivamente cuidadosa. A seleção de um método de tratamento adequado depende da adequação da gengiva aderida, da estrutura dentária, da profundidade vestibular, da distância da margem gengival à crista óssea, da angulação da raiz e do posicionamento do dente e do nível interproximal do osso alveolar quando existe recessão. A correção dessa desarmonia requer alongamento cirúrgico ou recobrimento radicular, tratamento ortodôntico e procedimentos restauradores.

Exposição gengival excessiva

O "sorriso gengival" pode ser considerado como um problema estético significativo por muitos pacientes. Idealmente, o sorriso deve expor o mínimo de gengiva à volta dos incisivos laterais. As margens gengivais dos incisivos centrais superiores e das cúspides devem coincidir com o bordo vermelhão do lábio superior. A linha do lábio, avaliada quando o paciente está em sorriso completo, é classificada como alta (sorriso gengival), média (ideal) e baixa (lábio superior cobrindo uma porção dos dentes superiores). O envelhecimento leva a uma diminuição da quantidade de exposição dos dentes anteriores quando se sorri.[19] O crescimento excessivo da maxila, o lábio superior insuficiente, o mau posicionamento dos dentes e a migração apical retardada da margem gengival ou a combinação de mais do que um estão entre as razões mais comuns do "sorriso gengival".

O comprimento normal do lábio superior situa-se entre 18 e 21 mm, verticalmente. Um lábio mais curto numa arcada dentária moderada pode resultar numa exposição gengival excessiva. Quando o "sorriso gengival" depende apenas das dimensões insuficientes do lábio, uma solução perio-restauradora composta por alongamento cirúrgico da coroa e restauração dos dentes com laminados pode ser a escolha de tratamento.

Recessões gengivais

O trauma crónico causado pela escovagem vigorosa dos dentes e pela inflamação periodontal induzida pela placa bacteriana é o principal fator causal do desenvolvimento de recessões nos tecidos moles. Para além destas duas causas principais, o mau posicionamento dos dentes,[29] deiscência na placa vestibularalveolar,[30] frénulo alto,[31] e factores iatrogénicos[32] contribuem significativamente para a etiologia das recessões. A eliminação destes factores é crucial tanto na prevenção como no tratamento das recessões, com um resultado previsível a longo prazo.

OCLUSÃO

A oclusão refere-se ao ato de fechar e ao estado de estar fechado. Envolve simultaneamente componentes dinâmicas e estáticas. Os componentes estáticos serão considerados em primeiro lugar. Numa boa oclusão, todos os dentes da boca fazem contactos simultâneos. É, no entanto, reconhecido que no segmento anterior os dentes devem ter contactos mais leves, o que clinicamente pode significar: "os dentes anteriores simplesmente não contactam".

De facto, a perceção de um frémito no contacto interoclusal pode ser prejudicial para a estabilidade do dente e levar à separação interproximal.

A área total de contacto dentário, que inclui os dentes anteriores e posteriores, é em média de 4 mm^2. Considerando o número de contactos interoclusais (64 a 100 para toda a boca), tendo em conta a variação de opinião e o tipo de oclusão,[30-31] estima-se que cada área de contacto individual seja extremamente pequena. A multiplicação dos contactos interoclusais posteriores é obrigatória para melhorar a distribuição do stress, pois estudos demonstraram que, no segmento posterior, a contração muscular se desenvolve a 100%, quer se trate de contactos simples ou múltiplos .[32]

Na natureza, os contactos cúspide-cume são a regra e caracterizam as oclusões de classe I. Os contactos cúspide-fossa são normalmente encontrados em oclusões de classe II, enquanto a tripodização dos contactos interoclusais continua a ser um sonho, nascido da imaginação de dentistas ansiosos por proporcionar estabilidade ao dente. A localização coincidente do contacto interoclusal do dente e da margem da restauração de porcelana deve ser evitada, uma vez que as alterações do selamento marginal da restauração de porcelana podem ser mais frequentes do que quando o contacto oposto está localizado noutro local.[33]

Embora essa recomendação seja de fácil aplicação no segmento anterior, a prática clínica mostra que o segmento posterior surge como uma área privilegiada, onde os contatos interoclusais e as margens do PBR são coincidentes, devido à morfologia do dente posterior e à natureza das relações interoclusais. A observação mostra que é nesta área que o desenho morfológico da restauração é distorcido para se adaptar a deformidades antagonistas, ou inserido num segmento dentário que apresenta várias manifestações de abrasão. Como resultado, aumentam as possibilidades de coincidência de localização da colocação de margens e de contactos interoclusais alargados. E com elas as possibilidades de alterar o selamento marginal resultante das microfracturas da porcelana sob a carga da oclusão.

Pode presumir-se que podem ocorrer mais deteriorações do selamento marginal das restaurações de porcelana sob o impacto de hábitos parafuncionais, tais como o apertamento, quando a colocação da margem e os contactos interoclusais são coincidentes. Este facto realça a importância da preparação do dente para restaurações ligadas à porcelana, que não só tem de prever a localização do contacto interoclusal, mas também fornecer uma espessura de porcelana suficiente para permitir que a restauração ligada à porcelana ofereça uma resistência adequada às condições parafuncionais restritivas.

Função

A função tem lugar no momento em que os dentes entram em ação. Esta parte dinâmica da oclusão refere-se ao envolvimento dos dentes mandibulares em direção ao cêntrico e ao seu desengajamento. O desenvolvimento espacial dos movimentos funcionais é ditado pela trajetória condilar, pela morfologia do dente antagonista e pela posição do dente. Apresenta no registo um traçado tridimensional que delimita uma área definida como "o envelope da função mandibular", caracterizada por uma forma de gota que apresenta, em resultado da morfologia e posição dos dentes antagonistas, variações individuais infinitas do contacto dente a dente com uma grande folga posterior. Este contacto dente a dente em oclusões excêntricas pode ser considerado ideal, uma vez que gera, de acordo com a investigação, uma atividade muscular reduzida em comparação com a função de grupo e o registo de oclusão bi-equilibrada um traçado tridimensional que delimita uma área definida como "o envelope da função mandibular", caracterizada por uma forma de gota que apresenta, como resultado da morfologia e posição dos dentes antagonistas, variações individuais infinitas. Isso faz com que os dentes sejam os principais fatores nos padrões de fechamento dentário.[34-36]

Foi estabelecido que os padrões de fecho dos dentes permanecem sob controlo neuro-muscular, embora a natureza exacta deste fenómeno tenha sempre escapado à explicação científica.[37] Se conhecermos a maior parte dos parâmetros que participam na função, a observação de dentições duradouras não desgastadas indica claramente o tipo de arquitetura oral que melhor integra estes parâmetros.

A manutenção oclusal envolve a avaliação e correção de manifestações localizadas de desgaste que afectam um dente anterior ou todo o segmento anterior, concomitantemente com uma apreciação do grau de orientação incisal ou canina necessário para evitar interferências posteriores em oclusões excêntricas. A concretização destes objectivos requer um aumento da inclinação do ângulo de oclusão que, dependendo das condições orais, pode ser conseguido quer com um aumento das relações interoclusais verticais, através de um alongamento dentário, quer com uma redução das relações horizontais.

Incisão

A mastigação começa com a incisão dos alimentos, seguida de uma fase de mastigação lateral. Esta fase de mastigação pode ser dividida numa fase de fecho dentário precoce e numa fase de fecho dentário tardio. A incisão requer uma abertura inicial da boca necessária para introduzir o alimento, seguida de um movimento de fecho da mandíbula, que se desenvolve no plano sagital e coloca os incisivos superiores e inferiores numa posição de ponta a ponta...

Com incisivos não desgastados, não há mais de 1 mm de carga de cisalhamento confinada na borda incisal dos dentes. Esta carga de cisalhamento aumentará drasticamente na presença de bordos incisais desgastados. Como resultado, a mordedura incisal ponta-a-ponta tornar-se-á gradualmente uma mordedura superfície-a-superfície, sobrecarregando os incisivos longe do seu longo eixo, permitindo o confinamento posterior dos côndilos, o que, por sua vez, conduz a uma resposta neuro-muscular adversa. Finalmente, os bordos incisais dos incisivos inferiores deslizarão para trás ao longo da parede lingual dos incisivos superiores, um movimento que se desenvolve atraumaticamente sob controlo neuromuscular. No entanto, a presença de um aumento da largura da ponta incisal que afecta os incisivos inferiores irá definitivamente sobrecarregar os dentes anteriores, forçando os incisivos mandibulares para lingual. Por conseguinte, é essencial que as restaurações de porcelana duplicem, no seu desenho incisal, os dentes naturais não desgastados e apresentem, em toda a sua configuração, o compromisso mais adequado em termos de distribuição interna de tensões e de transferência de tensões após carga axial ou horizontal.[6]

Mastigação lateral

A mastigação lateral começa com a abertura da boca, seguida de um movimento lateral da mandíbula para o lado de trabalho ou de mastigação. O côndilo de trabalho é colocado numa posição lateral retruída, enquanto os côndilos de não trabalho se deslocam medialmente. A quantidade deste deslocamento lateral varia, dependendo da configuração óssea do côndilo e da fossa, da forma e das condições do disco e dos ligamentos. O deslocamento do côndilo de trabalho ou deslocamento de Bennet[45] afecta a inclinação mediolateral das cúspides posteriores e condiciona a direção do sulco vestibular dos molares inferiores sempre que o esquema oclusal apresenta, em oclusões excêntricas, uma função de grupo ou uma oclusão equilibrada. A observação clínica mostra que a taxa de fratura das restaurações de porcelana colada aumenta precisamente na parte mesial dos molares superiores e na parte distal dos molares inferiores em esquemas oclusais que apresentam uma má orientação dos caninos. Estes elementos necessitam de uma configuração de restauração posterior de porcelana com espessura de material suficiente e sugerem uma cobertura de cúspides mediolaterais concebida com uma redução da inclinação das vertentes mediolaterais e uma redução do ângulo de transição MO ou OD.

COMUNICAÇÃO LABORATORIAL

Ao visualizar as muitas variáveis que terão um impacto na aparência final e no valor estético da faceta de porcelana acabada, o ceramista terá de utilizar toda a informação relevante. Os formulários de prescrição do laboratório, se usados corretamente, são um excelente veículo de comunicação entre o dentista e o técnico de laboratório. Eles podem fornecer todas as informações pertinentes e comentários anedóticos.

Estas descrições exactas devem complementar e acompanhar

(1) Uma boa impressão,

(2) Registo de mordidas,

(3) Elenco de arcos opostos, e

(4) Seleção de sombras.

As fotografias são também uma excelente ajuda para o técnico. Podem transmitir informações importantes sobre a cor preexistente dos dentes, a linha dos lábios, a localização e a cor de qualquer descoloração ou mancha e a posição relativa dos dentes, gengivas e lábios. Finalmente, também pode ser útil fornecer um wax-up de diagnóstico ou uma impressão de diagnóstico gerada por computador.

A avaliação exacta da cor do dente ou dentes a revestir e a relação da cor com os dentes adjacentes é crucial para maximizar a estética da faceta acabada. A seleção da cor deve ser feita com uma tendência para selecionar uma cor mais clara.

Isto deve-se ao facto de ser mais fácil escurecer, em vez de clarear, a cor geral com a utilização da resina composta subjacente. Dentes severamente descoloridos podem ser mascarados de forma mais previsível usando opacificadores dentro da própria porcelana. O clínico fica então menos dependente da fina camada de resina de cimentação para a modificação da cor.

Uma vantagem fundamental das facetas de porcelana é o facto de serem fabricadas indiretamente num laboratório. Utilizam a perícia do ceramista na criação de uma restauração realista, mas ainda permitem ao dentista a oportunidade de individualizar e caraterizar a faceta através de técnicas de sombreamento e contorno cosmético.

Duas técnicas laboratoriais diferentes para o fabrico de facetas de porcelana ganharam grande aceitação.

1. A técnica do investimento refratário.
2. A técnica da folha de platina.

A técnica de investimento refratário:

1. Fabrico de um molde mestre

Deve ser escolhida uma pedra de moldagem dura, do tipo coroa e ponte, para vazar o modelo mestre. Antes de verter o modelo de pedra, tratar a impressão com um líquido para reduzir a tensão superficial entre a impressão e a pedra matriz. Isto diminuirá a ocorrência de bolhas de ar durante o vazamento do modelo mestre. Verter cuidadosamente a pedra matriz na impressão e deixar assentar durante 30 minutos. Quando a pedra estiver completamente endurecida, solte o molde de pedra da impressão e deixe-o secar e endurecer mais.

2. Aplicação do espaçador de matriz

Antes de iniciar o fabrico do modelo refratário, aplicar cuidadosamente uma camada fina de espaçador de coto nas superfícies vestibulares dos dentes preparados no modelo mestre. Isto irá permitir espaço para a espessura da película da resina de cimentação quando a faceta for colada ao dente. O espaçador de matriz deve ser mantido afastado das margens. Deve-se ter cuidado quando se opta por usar um espaçador de coto, uma vez que o espaço adequado (15 a 20 m) para o material de resina composta será desenvolvido durante os passos subsequentes do fabrico da faceta (isto é, aplicação do selante cerâmico, abrasão a ar e gravação da superfície interna da faceta). Por conseguinte, um espaçador de matriz só deve ser considerado se for necessário espaço adicional (0,1 mm) para a resina composta subjacente, como no caso de um dente muito descolorido, em que o dentista deseja fazer o seu próprio opacificação no momento da inserção. Uma espessura demasiado grande de resina composta pode enfraquecer a restauração final. Isto deve-se ao facto de não ser um material tão rígido como a porcelana. É geralmente mais desejável ter uma película de resina composta tão fina quanto possível através de um laminado bem ajustado.

3. Fabrico do modelo refratário

Deve ser escolhido um material de revestimento refratário com um coeficiente de dilatação térmica semelhante ao da cerâmica utilizada na faceta de porcelana. Se a diferença entre os coeficientes de expansão térmica for demasiado grande entre o material de revestimento refratário e a cerâmica, existe o risco de uma expansão desproporcionada durante o processamento da porcelana. O resultado será uma adaptação incorrecta da faceta ao dente, ou mesmo a fratura das restaurações. Selecione uma moldeira descartável de plástico pré-formada para encaixar no molde principal sobre os dentes a revestir. Apenas será efectuada uma impressão vestibular-incisal desta área. Corte a flange lingual da moldeira e o material da moldeira distal ao último dente a ser estratificado. Examine o modelo de gesso mestre para ver se existem áreas de corte inferior. Estas devem ser bloqueadas nesta altura para permitir a colocação e ajuste subsequentes da faceta acabada. Enquanto estiver a trabalhar com um modelo de gesso completamente seco, utilize uma cera de bloqueio à base de óleo para preencher quaisquer sub-relevos nas áreas de embrasura ou na superfície vestibular. Antes de efetuar a moldagem refractária, cubra ligeiramente o molde mestre com um lubrificante à base de silicone. Isto facilitará a remoção fácil do material de moldagem da moldeira. Misture um material de moldagem elastomérico e coloque-o na moldeira de plástico cortada à medida, depois faça uma moldagem das áreas incisais e labiais a revestir. (Siga as instruções recomendadas pelos respectivos fabricantes para a utilização do material de moldagem). Quando a impressão labial tiver assentado sobre o molde mestre, mergulhe ambos em água, onde podem ser mais facilmente separados. Verifique a impressão quanto a bolhas de ar ou discrepâncias relevantes e ajuste. Verter o pó na impressão labial e deixar assentar na bancada. As instruções do fabricante para a proporção correta de pó: líquido e tempo de presa devem ser seguidas com precisão. Quando o modelo refratário estiver completamente seco, soltar o modelo da impressão enquanto submerso em água, o que, mais uma vez, permite uma separação mais fácil. Um segundo modelo refratário pode ser vazado, seguindo o mesmo procedimento utilizado com o primeiro modelo refratário. Os modelos refractários devem ser aparados a seco. Este método evita discrepâncias de superfície que podem surgir devido à lama criada com o corte húmido

4. Preparação do modelo refratário

As facetas de porcelana podem ser construídas sobre um modelo refratário sólido ou sobre matrizes refractárias individuais retiradas de dois modelos refractários. Se utilizar troquéis refractários individuais, seccione especificamente dois modelos refractários para desenvolver troquéis individuais de cada dente alternado dos dois modelos. Desta forma, cada molde refratário individual a ser revestido será construído com o contorno completo de um dos dois modelos.

Quer se utilize um modelo refratário sólido ou troquéis refractários separados, cortar a haste do troquel apicalmente às margens cervicais, aparar a área gengival e eliminar as papilas interdentárias. A linha de chegada será então definida distintamente. Deve-se ter cuidado para não desgastar as áreas de contacto.

O molde refratário sólido ou os troquéis individuais são reduzidos abaixo da margem gengival 13 a 19 mm para permitir um manuseamento mais fácil. A área da base lingual é cortada não mais do que 13 mm da superfície labial para a bandeja de queima, conforme medido quando o modelo refratário é colocado com a

base lingual no tabuleiro de cozedura. Minimizar o volume do revestimento refratário permite um manuseamento mais fácil. Também deixa menos material de revestimento para ser desgaseificado e facilita uma queima mais uniforme do material de revestimento e da cerâmica.[21]

5. Desgaseificação do investimento refratário

Para evitar a contaminação da cerâmica, devem ser removidos os gases amoníacos inerentes ao material refratário. Os procedimentos de desgaseificação do fabricante devem ser seguidos especificamente para o material de revestimento escolhido. O procedimento básico é o seguinte:

1. Introduzir o modelo refratário no forno pré-aquecido a baixas temperaturas H, entre 1.000 F (540C) e 1.200 F (650 C), e mergulhá-lo no calor durante 15 a 30 minutos.
2. Em seguida, coloque o modelo sob vácuo e regule a temperatura entre 1.900 e 1.950 F (1.066 C) com um aumento da taxa de aquecimento de 75 F (25 C) por minuto.
3. Mantenha a temperatura de 1.900 ΠF (1.040 ∏C) a 1.950 ΠF (1.066 C) durante dois a seis minutos.
4. Libertar o vácuo com uma diminuição lenta da temperatura até cerca de 1.000 F (540 C).
5. Retirar o modelo refratário (ou as matrizes) do forno e arrefecê-lo em banco de

ensaio. É aconselhável utilizar estritamente um forno auxiliar para o procedimento de desgasificação/embebição de calor, uma vez que os longos
A exposição prolongada a gases de amoniato 77d pode também causar problemas num forno utilizado para outros fins. (Não se esqueça de seguir rigorosamente as instruções de cada fabricante).

6. Aplicação de selante
   Para que o revestimento refratário não absorva a humidade da mistura de porcelana, pode ser colocado um selante refratário específico em todas as superfícies de suporte da porcelana e nas zonas marginais. Pode ser escolhido qualquer selante de uma variedade disponível no mercado, ou pode ser aplicada uma mistura de pasta da porcelana de revestimento nas superfícies de suporte da porcelana.
   Mergulhar os moldes refractários em água destilada durante quatro a cinco minutos. Preparar o selante, ou pasta húmida de porcelana, e pintá-lo sobre as superfícies de suporte de porcelana húmidas (mas não molhadas) do coto. O selante deve ser aplicado para além das margens labiais para obter uma boa vedação periférica. Em seguida, queimar o modelo refratário pintado, ou os troquéis, de acordo com o ciclo de queima da porcelana utilizada. Quando o modelo refratário é retirado do forno, deve apresentar um brilho na superfície. Caso contrário, repetir o procedimento de selagem. A porcelana é construída até ao contorno completo e as facetas são acabadas e contornadas antes da coloração.
7. Remoção de facetas de material refratário
   Depois de as facetas terem sido esmaltadas e arrefecidas em bancada, aparar cuidadosamente o material de revestimento refratário com uma broca adequada até que apenas uma quantidade mínima de
   O material refratário permanece à volta das facetas. Lixar com ar comprimido o molde refratário com 20 tom
   50 partículas de óxido de alumínio a 60 psi para remover o material refratário da interface do folheado. Remova cuidadosamente e limpe os folheados num banho de detergente ultrassónico durante três minutos. Utilize uma roda de borracha para remover ligeiramente todos os flashes de porcelana e extensões excessivas dos bordos antes de devolver as facetas ao molde mestre para ajustes.

Técnica de folha de platina

Fabrico -

A literatura sobre a descrição do fabrico de facetas em folha de platina é escassa. A abordagem apresentada neste artigo baseia-se não só na informação recolhida por Willi Geller (Zurique, Suíça), Pinhas Adar (Atlanta, EUA) e Jason Kim (Nova Iorque, EUA), mas também na experiência do autor principal. Foram selecionados quatro casos para demonstrar as indicações, o método de fabrico e o potencial estético das facetas de porcelana à base de folha de platina. Folha de platina A folha de platina deve ter 0,025 mm de espessura (Dead Soft .0005, Jensen, Metzingen, Alemanha; ou
0,025 mm, Wieland, Pforzheim, Alemanha). Alguns fabricantes oferecem modelos para ajudar a cortar a folha de alumínio. Isto ajuda na fase inicial; no entanto, não é absolutamente necessário. A melhor forma de cortar e aparar a folha de alumínio para o molde é com uma tesoura de unha afiada de ponta fina e um bisturi[19] (Figura 64)

Antes da adaptação

A adaptação e a compressão da folha de platina ao molde são simplificadas quando a folha de platina foi previamente recozida. Após uma adaptação bem sucedida, a folha de platina deve ser aquecida várias vezes utilizando um bico de Bunsen para remover qualquer gordura. Uma recomendação mais antiga, que remonta aos tempos áureos da coroa de jaqueta, sugere a adaptação de papel de alumínio para a prática, que é depois retirado e dobrado. A partir do contorno da folha de alumínio, pode determinar-se a quantidade exacta da folha de platina, muito mais cara.

Instrumentos para empacotamento

Para além dos dedos, são recomendados dois instrumentos para estriar a folha de alumínio: um pau de madeira de laranjeira e um instrumento metálico (por exemplo, um brunidor Beavertail). O pau é presumivelmente mais suave e deve ser utilizado para adaptar a folha de alumínio à margem. No entanto, um instrumento metálico, quando utilizado com cuidado, também pode ser útil

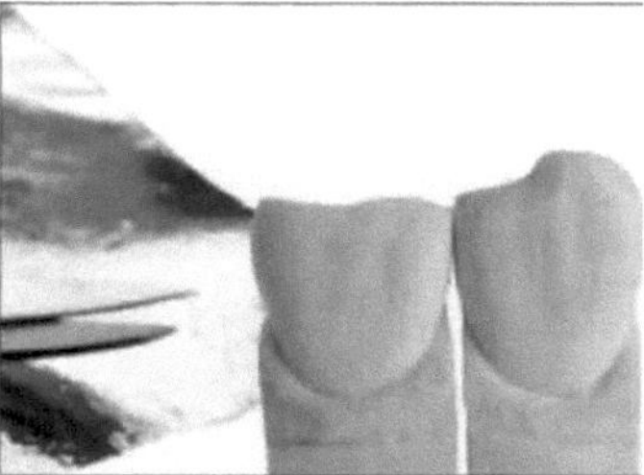

Figura 64: A folha de platina deve ter uma espessura de 0,025 mm. Recomenda-se uma preparação clínica com bordos arredondados.

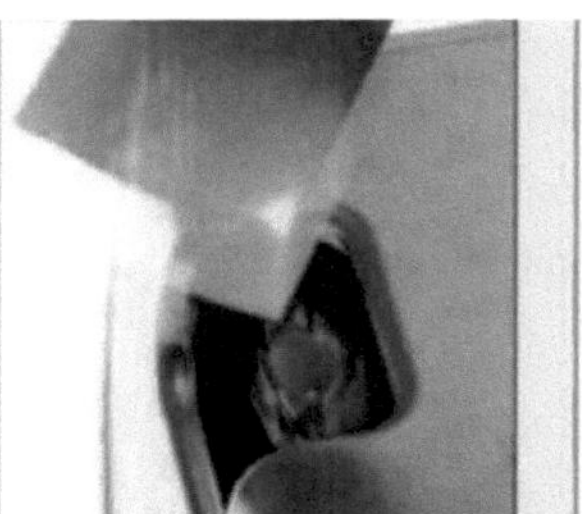

Figura n.º 65: A adaptação e a compressão da folha de alumínio à matriz são simplificadas quando a folha de alumínio é recozida

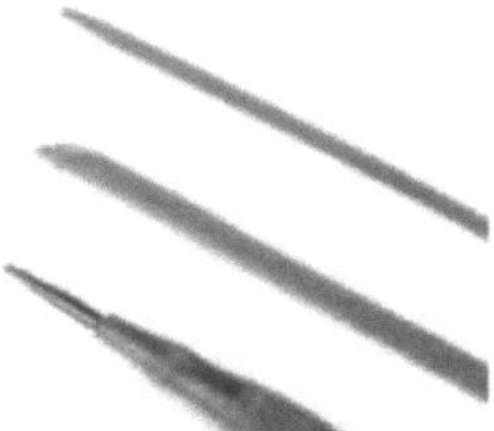

Figura n.º 66: Recomenda-se a utilização de um pau de laranjeira e de um instrumento metálico para estriar a

Adaptação da folha de alumínio

Após a preparação de um segmento de folha de alumínio de tamanho adequado, este é colocado no início da faceta facial do coto. De seguida, a parte central da folha de alumínio, que se estende sobre o bordo incisal, é empurrada para a face palatina, criando duas costuras mesio- e disto incisais. Estas costuras são então aplanadas com uma pinça de ponta reta ou angulada (alicate de algodão) e aparadas com uma tesoura. O excesso é então polido em direção à incisura. A lacuna marginal será maior na área destas duas costuras principais devido à acumulação do material da folha.

Este espaço pode ser facilmente minimizado através do corte com um disco de diamante. De seguida, a superfície de revestimento facial e a margem incisal são unidas cervicalmente. A margem apical pode ser aparada com um bisturi. (Figura 65, 66)

Antes da estratificação

A costura incisal é particularmente problemática em casos com bordas incisais afiadas nos caninos ou nos incisivos laterais. Deve-se ter um cuidado extra para fechar as costuras incisais. A porcelana pode entrar por baixo da película a partir destas costuras, o que torna a remoção da película muito mais difícil. Um método simples para selar a costura incisal contra a entrada é soldar as costuras com um revestimento de ouro de baixa fusão (Aurofilm, Metalor, Redwitz, Alemanha) num bico de Bunsen.

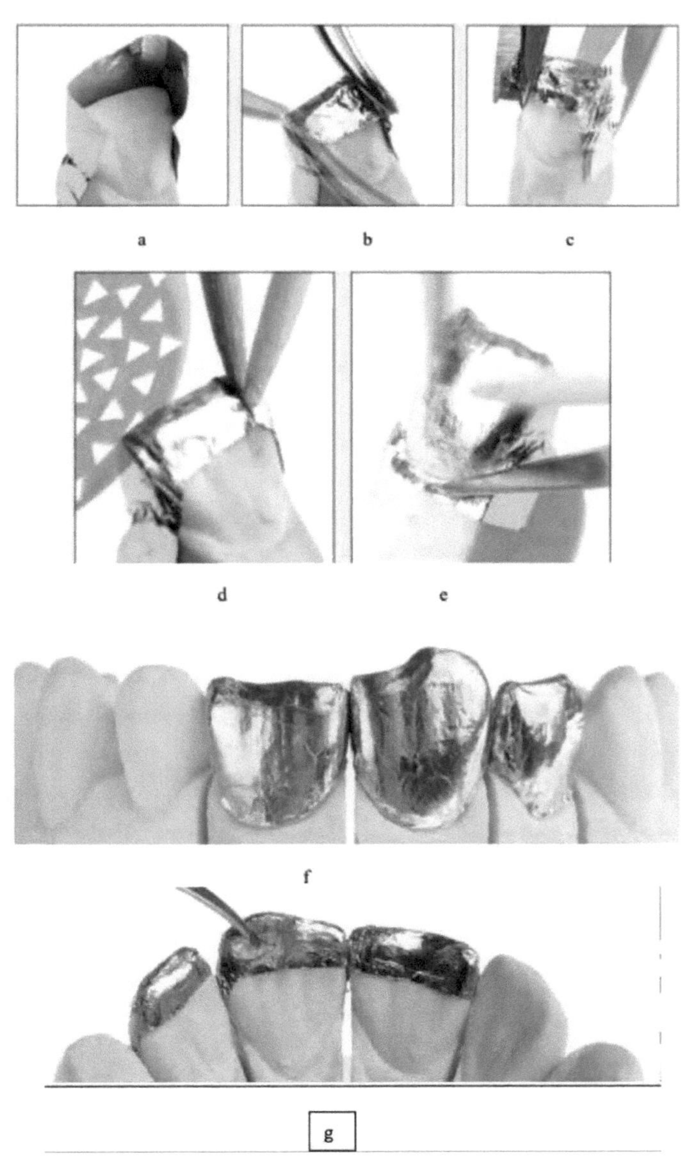

(a) Após a preparação de um segmento de folha de alumínio de tamanho adequado, este é colocado começando na face facial do coto. (b) A parte central da folha de alumínio, que se estende para além do bordo incisal, é empurrada para a face palatina, criando duas costuras mesio- e disto incisais. (c) As costuras são aparadas com uma tesoura de unhas. O excesso é então enrolado em direção ao bordo incisal. (d) O grande espaço marginal nas duas costuras principais pode ser facilmente aparado com um disco de diamante. (e) A superfície de revestimento facial e a margem incisal são unidas cervicalmente, e a margem apical é aparada com um bisturi (f e g) A folha unida antes da aplicação da porcelana.

Sistema de cerâmica e facetas

O revestimento da folha de platina pode ser efectuado independentemente do coeficiente de expansão térmica da porcelana utilizada. Isto significa que podem ser utilizadas cerâmicas de revestimento para zircónia, alumina e todos os outros materiais de porcelana fundida com metal. Em alternativa, pode obter-se uma ligação adesiva da resina à porcelana com um agente de acoplamento de silano.

Disposição em camadas e primeira queima

Podem ser utilizados instrumentos tradicionais para estratificar e manipular a porcelana. O primeiro passo requer frequentemente o bloqueio de defeitos e fracturas maiores com uma porcelana de dentina opaca para evitar qualquer descontinuidade na translucidez. A porcelana de dentina rica em crómio de transição (Creation CC) pode então ser utilizada para criar a forma anatómica interna. Após a construção da porcelana de base da dentina-corpo, a plataforma incisal com porcelana transparente e de esmalte e os mamelons serão construídos de acordo com a documentação fotográfica. O contorno facial é então esculpido com uma mistura de porcelana transparente e de esmalte.

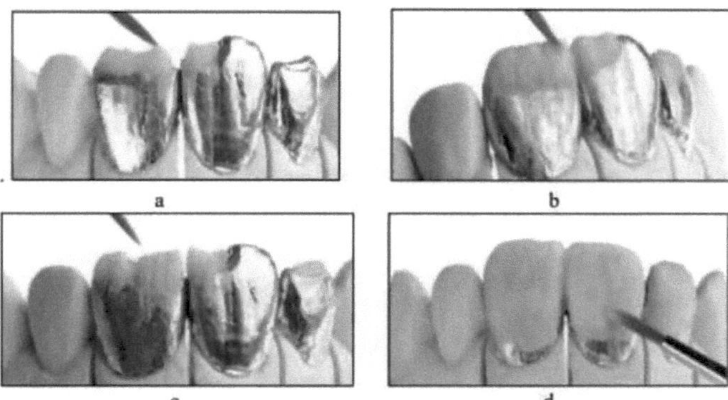

(a) Os defeitos maiores e as fracturas são bloqueados com porcelana de dentina opaca, (b) A porcelana de dentina de transição (Creation CC) é utilizada para criar a forma anatómica, (c) Após a colocação da plataforma incisal com porcelana transparente e de esmalte, os mamelons serão criados de acordo com a documentação fotográfica, (d) O contorno facial é esculpido com uma mistura de porcelana transparente e de esmalte. É necessária uma extensão significativa para além do defeito, a fim de melhor combinar a restauração

É necessária uma extensão significativa para além do defeito para misturar a restauração sem uma linha de transição visível. Esta extensão é melhor efectuada com uma porcelana transparente completamente clara (por exemplo, UC Creation CC, Willi Geller). Para pequenas restaurações (por exemplo, para fechar espaços interproximais), é possível completar a estratificação da porcelana e efetuar apenas uma queima. Todas as queimas são efectuadas sob vácuo até 910°C, sem tempo de espera.

Separação e readaptação

Após a primeira cozedura e em todas as cozeduras seguintes até ao vidrado final, a cerâmica deve ser separada da folha com uma espátula de vidro ou de ágata para

compensar a contração da porcelana. A folha de alumínio tem de ser readaptada ao molde de cada vez. Qualquer espaço entre a folha e a restauração deve ser preenchido com porcelana e estratificado.

Segundo disparo

A segunda queima limita-se, normalmente, a pequenas correcções de forma, utilizando uma mistura de esmalte e porcelana transparente, e é feita no coto individual, e não enquanto inserido no molde. Desta forma, a tridimensionalidade da restauração é melhor apreciada e as pequenas aberrações de forma são mais facilmente reconhecidas e corrigidas.

Acabamento e contorno

A textura da superfície é criada com os métodos habituais. O corte da secção marginal é melhor efectuado com um disco de separação de diamante fino para minimizar os danos nas margens finas das penas.

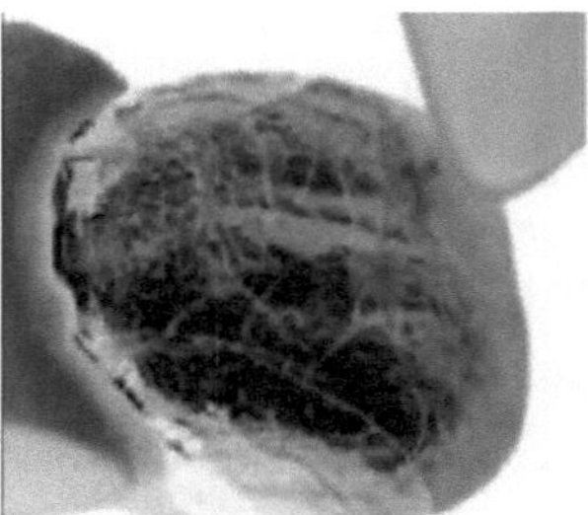

Figura 69: Após todas as cozeduras até ao vidrado final, o laminado deve ser separado da folha com uma espátula de vidro ou de ágata para compensar a contração da porcelana durante a cozedura

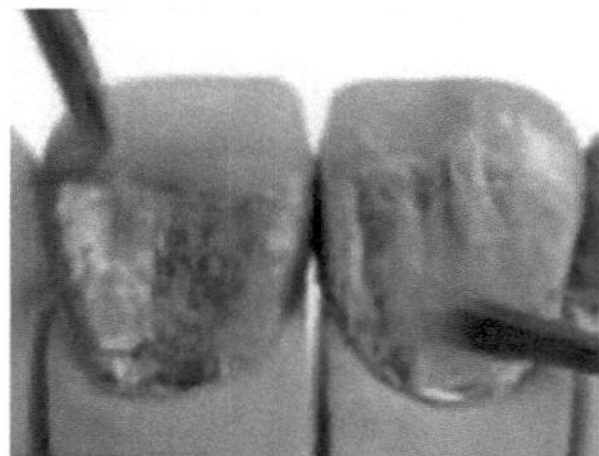

Figura 70: Antes da segunda cozedura, os espaços vazios provocados pela retração são preenchidos com porcelana e estratificados.

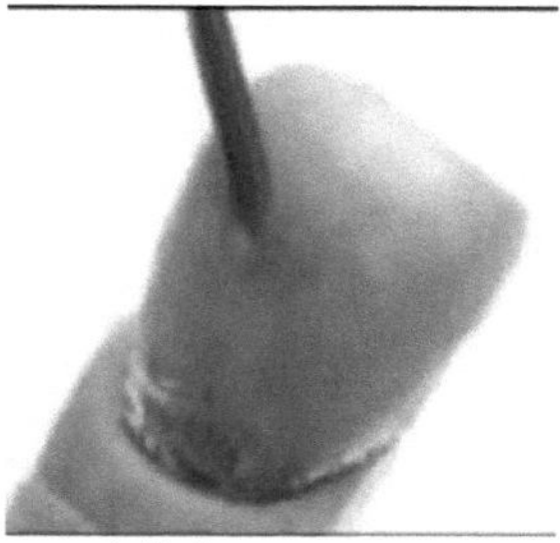

Figura 71: A segunda cozedura pode limitar-se a pequenas correcções de forma, utilizando uma mistura de esmalte e porcelana transparente no cunho individual

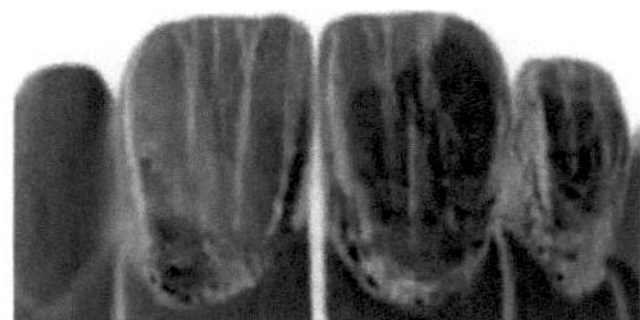

Figura 72: A textura da superfície é criada com os métodos habituais

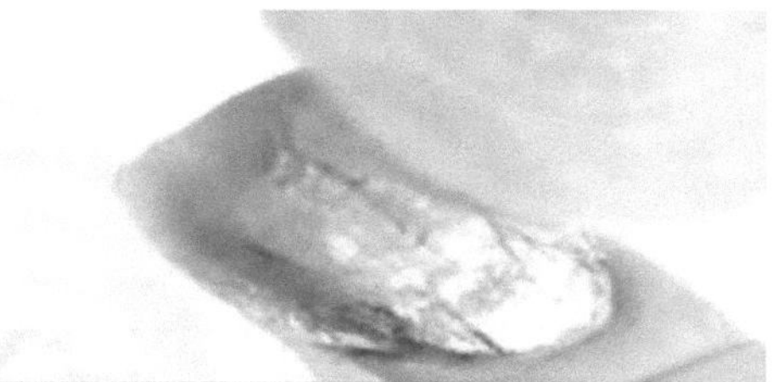

Figura 73: A secção marginal deve ser aparada com um disco de diamante fino.

Remoção da folha de alumínio e queima final do esmalte

O vidrado final é efectuado a 910°C sem vácuo, depois de separar a restauração e readaptar a folha de platina. Após a cozedura, a adição de água à folha de platina reduz a tensão superficial e facilita a sua remoção com um alicate de algodão. A experiência tem demonstrado que as restaurações feitas com folha de platina podem ser criadas com margens mais finas do que as facetas laminadas fabricadas com a técnica refractária. O material de revestimento no molde refratário liberta gases durante o aquecimento, o que, por sua vez, provoca bolhas de gás na restauração cerâmica. A folha de platina pesada, no entanto, reflecte o calor diretamente para a cerâmica, sem aprisionamento de gás. Isto cria uma superfície mais homogénea e aparentemente mais resistente. Esta pode ser a razão pela qual a folha de platina pode ser removida mesmo em restaurações muito delicadas sem danificar as margens.

Adaptação

É difícil acreditar que as restaurações de folha de platina tenham uma adaptação marginal clinicamente aceitável. No entanto, um estudo efectuado por Suh et al[1] 6 mostrou que as restaurações à base de folhas de platina tinham geralmente uma melhor adaptação do que as facetas prensadas ou fresadas. Além disso, em comparação indireta com as facetas baseadas em técnicas refractárias, a adaptação das facetas de folha de platina é igualmente boa ou mesmo melhor. Esta adaptação bem documentada das facetas de folha de platina pode ser explicada pela função da folha como um espaçador homogéneo. Todos os micro-recortes ou arestas afiadas são atenuados, e a restauração pode ser assente apenas de acordo com a linha de tração. Raramente é necessário efetuar uma prova separada da restauração.

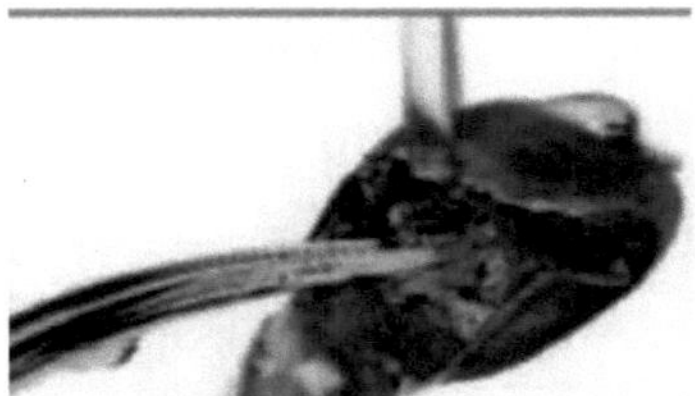

Figura 74: Molhar a folha após a queima final facilita a remoção com um alicate de algodão

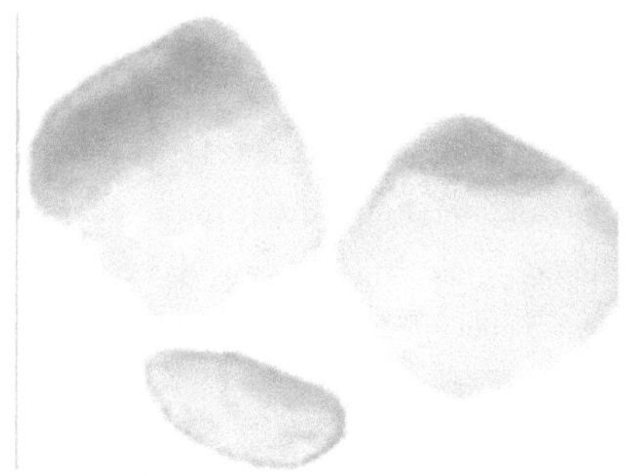

Figura 75: As restaurações feitas com folha de platina podem ser criadas com margens muito finas porque a folha reflecte o calor diretamente na cerâmica sem aprisionamento de gás

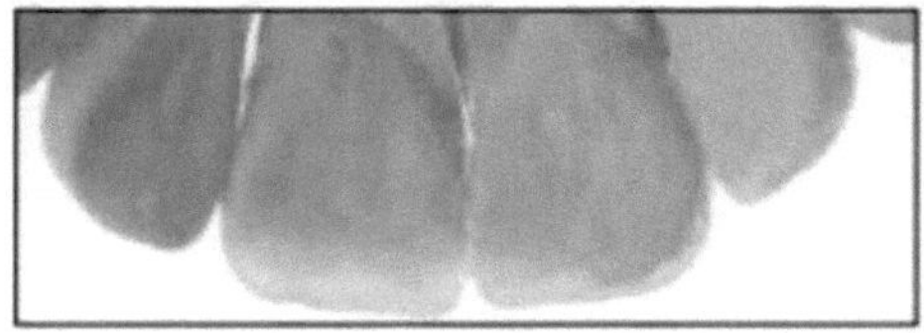

a

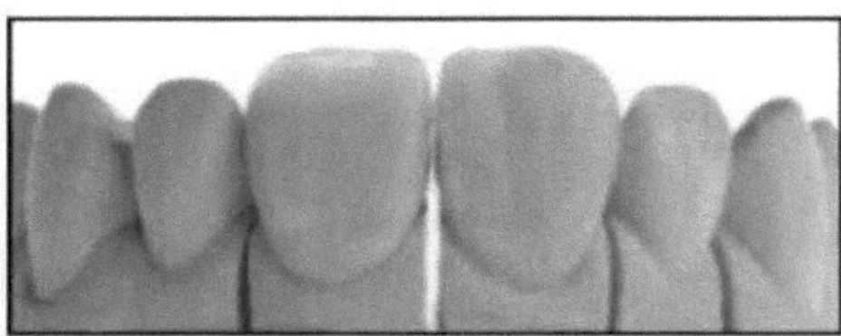

b

Figura 76: As restaurações à base de folha de platina mostram uma adaptação marginal aceitável, tão boa ou melhor do que a das facetas prensadas, fresadas ou à base de técnicas refractárias

Preparação para a colagem

Utiliza-se ácido fluorídrico durante 90 segundos.[20] (Figura 77). O condicionamento dissolve a matriz de vidro e revela os sulcos retentivos entre os cristais de leucite. No entanto, após uma lavagem com água, esta superfície muito rugosa será contaminada com detritos de porcelana, flocos de aglutinante e sal remineralizado, produzindo uma superfície branca típica. Esta aparência pode ser confundida com uma superfície bem gravada, mas é necessária uma limpeza adicional com ácido fosfórico a 37% seguida de um banho de água ultrassónico para remover esta camada superficial e otimizar a micro-retenção. O silano é normalmente aplicado no consultório dentário, permitindo uma segunda prova. Após a aplicação do silano, a restauração é cimentada adesivamente com cimento resinoso de dupla polimerização (Variolink, Ivoclar Vivadent, Schaan Liechtenstein)[19], Figura78)

Figura 77: As facetas condicionadas antes da cimentação.

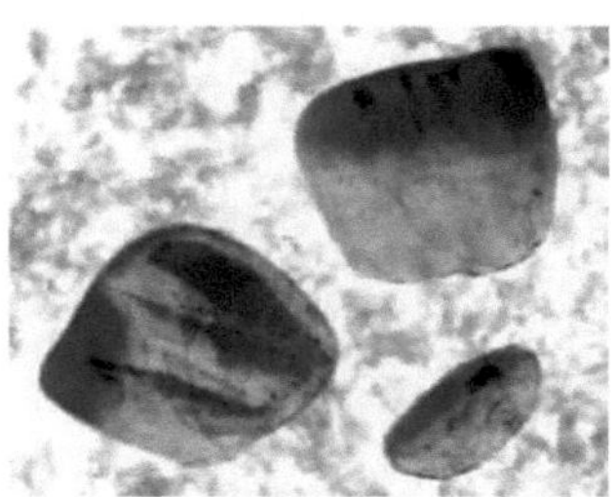

Figura 78: Após a prova de fogo, as facetas são condicionadas com ácido fluorídrico a 10% durante 90 segundos e depois limpas com ácido fosfórico a 37%, seguido de uma limpeza com ultra-sons.

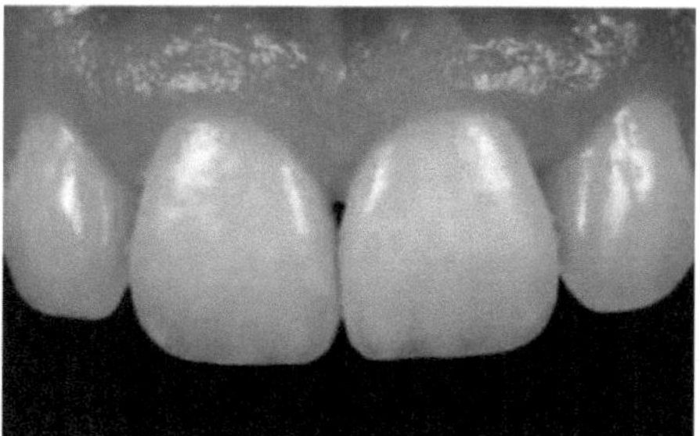

Figura 79: As facetas de folha de platina cimentadas após

A Prova de Facetas de Porcelana em Três Fases

Antes da cimentação definitiva das facetas de porcelana. É importante passar por uma fase de prova. Trata-se de um processo em três fases

1. A adaptação íntima de cada laminado de porcelana individual à superfície dentária preparada deve ser verificada.
2. O ajuste coletivo e a relação de um laminado com outro e os pontos de contacto têm de ser avaliados.
3. A cor deve ser avaliada e, se necessário, modificada.

Procedimentos preliminares

1. Os dentes devem ser isolados com um afastador de bochecha. Se houver dentes provisórios

   Se necessário, podem ser cortadas em cruz com uma broca e separadas com um instrumento de ponta romba, expondo assim o esmalte preparado por baixo. Se a linha de acabamento se tiver estendido até à margem gengival ou abaixo dela, os tecidos moles devem ser deslocados suavemente com um cordão de retração gengival fino antes da colocação das facetas.
2. As facetas serão devolvidas do laboratório numa caixa de proteção, na sua estado gravado. Estas facetas frágeis devem ser manuseadas com o máximo cuidado. De modo a minimizar a contaminação, devem ser manuseadas nos seus bordos e na superfície labial não gravada.

3. O aspeto interior de cada folha deve ser inspeccionado para verificar se está uniformemente

A superfície de uma superfície corretamente gravada deve ser bem definida e a gravação deve estender-se até à periferia marginal. Uma gota de água colocada sobre uma superfície corretamente gravada espalha-se e molha-a uniformemente, o que indica uma gravação completa.

4. Verificar a periferia do laminado para ver se está lisa e, em seguida, colocar o folheado

no molde para verificar se este cobre totalmente a preparação e se o encaixe é exato. Verifique o laminado quanto a linhas de fissuras e inclusões de corpos estranhos, utilizando a luz de polimerização da resina composta como transiluminador.

-Fase **1: Verificar a adequação individual**

Limpar os dentes com uma pasta de farinha fina de pedra-pomes que não contenha óleos ou flúor. O instrumento rotativo de eleição é uma taça de borracha sem membrana, porque uma escova pode ferir a gengiva, causando hemorragia e subsequente contaminação da superfície gravada. Limpe as áreas de contacto com uma tira fina de acabamento em resina composta.

O doente deve estar numa posição supina ou horizontal, de modo a que a face vestibular dos dentes a revestir possa ficar horizontal ou paralela ao chão, para ajudar a evitar que as facetas deslizem. Selecione a faceta mais distal e experimente-a no respetivo dente. Se a faceta não encaixar imediatamente na posição, não a force. Verifique se existem quaisquer cortes inferiores e impacto no ponto de contacto e utilize um diamante microfino sob ampliação para a ajustar até assentar facilmente. Em seguida, verifique as margens da faceta no dente preparado para verificar a exatidão e a intimidade do encaixe. Uma gota de glicerina colocada na superfície gravada pode facilitar a adesão da faceta à superfície do dente. Experimente cada um dos laminados individualmente e verifique as margens.

Fase 2: Prova de ajuste coletivo

Os contactos interproximais devem agora ser confirmados, experimentando todos os laminados em conjunto. Ajustar qualquer contacto que esteja demasiado apertado, utilizando um diamante LVS n.º 6 e com o máximo cuidado. Todas as facetas devem encaixar passivamente no sítio.

Fase 3: Cor

Verificar a cor final da restauração. Esta é o resultado da combinação de vários factores e não apenas da cor da porcelana selecionada. Factores que influenciam a cor A cor original do dente.

O tom de porcelana selecionado e a quantidade de opacificador adicionada.
A cor e a opacidade do agente de cimentação de resina composta.

A utilização de modificadores de cor e caracterizadores de resina por detrás das facetas e de corantes cerâmicos na superfície.

Estes factores têm influências variáveis sobre as cores. É difícil determinar a cor real de uma faceta colocada num dente porque existe um espaço entre a superfície do esmalte e a própria faceta. Esta "refração do ar" impede que a cor subjacente do dente seja transmitida à superfície da faceta.

A glicerina, que é solúvel em água e pode ser facilmente removida com um spray de água ou com um aparelho de limpeza por ultra-sons, é um meio adequado de transmissão de luz e cor. Tem mais viscosidade do que a água e, uma vez limpa, não interfere com a aderência da superfície gravada.

A glicerina é também um excelente guia para a seleção da cor da resina composta. Coloque um laminado em posição com glicerina e depois compare-o com a tabela de cores selecionada pelo paciente. Se o laminado parecer mais escuro do que a tabela de cores, então deve ser selecionada uma resina composta de cor mais clara para modificar o efeito de escurecimento do dente subjacente.

<u>Procedimento de colocação de facetas:</u>

1. **Gestão de tecidos:**
Colocar o doente em posição supina ou reclinada. Os cordões de retração devem ser colocados no sulco gengival para diminuir o fluxo de fluido crevicular, o que interferiria com a adesão e o selamento entre o laminado e o esmalte subjacente; também deslocam o tecido para permitir a visibilidade direta durante a colocação e o acabamento das facetas. Todos estes procedimentos - desde o try-in até à cimentação final - podem ser efectuados com o auxílio de anestesia local para o acabamento das margens, que podem

ser sulculares e podem ser algo desconfortáveis.

2. **Disposição:**

As facetas foram experimentadas, verificadas e modificadas. Verifica-se que todas as áreas interproximais encaixam passivamente. É importante compreender que não é efectuada qualquer modificação da forma até que o assentamento final e a polimerização estejam concluídos.

Agora, coloque as facetas limpas e gravadas na ordem dos respectivos dentes, em local de fácil acesso. Todos os instrumentos e materiais necessários devem ser montados e dispostos na sequência adequada de utilização. Isto evitará qualquer abrandamento durante o procedimento de colagem, o que pode resultar não só em perda de tempo, mas também numa potencial contaminação das superfícies de esmalte ou de porcelana gravadas. A cor previamente selecionada da resina composta com modificadores é também colocada numa posição próxima.

3. **Silanização**

Primeiro, trate a superfície condicionada das facetas com o agente de ligação de silano para melhorar as propriedades adesivas da resina. O agente de ligação de silano pode ser préactivado e hidrolisado ou pode ter de ser ativado com um ácido. Um silano pré-ativado é pintado sobre a superfície de porcelana gravada e deixado secar durante cerca de um minuto. O excesso de veículo alcoólico é então suavemente evaporado através da passagem de uma corrente de ar paralela e aproximadamente acima da superfície do laminado. Isto deixará um laminado seco e revestido com silano. Na forma não hidrolisada, a superfície do laminado deve primeiro ser condicionada com um meio ácido para hidrolisar e ativar a camada subsequente de silano. É importante seguir as instruções específicas do fabricante.

4. **Ativação do esmalte**

Limpar os dentes com uma pasta de pedra-pomes fina e água, utilizando uma taça de borracha ou uma escova, para remover todos os vestígios de glicoproteínas salivares e resinas compostas anteriores. Se for utilizada uma escova, esta não deve aproximar-se da gengiva, pois pode induzir hemorragia. É preferível utilizar um tampão de borracha sem membranas. A pedra-pomes não deve conter flúor ou óleos. Lavar e secar os dentes ao ar livre.

5. Isolamento

Isolar os dentes com afastadores de bochechas e rolos de algodão. Pode ser colocado um pedaço quadrado de gaze de 2 polegadas sobre a garganta para diminuir ainda mais a contaminação por humidade. A utilização de um dique de borracha seria ideal, mas é extremamente difícil de utilizar eficazmente; por conseguinte, o sistema acima mencionado é razoavelmente adequado. Colocar um ejetor de saliva perto da parte posterior da garganta e instruir o doente para respirar pelo nariz, diminuindo ainda mais a contaminação por humidade que pode ser causada pelo vapor húmido que sai dos pulmões.

6. Gravura em esmalte

O dente apropriado é isolado em ambos os lados, colocando tiras de mylar ou uma banda de matriz de metal mole morta mesialmente e distalmente. O dente é condicionado com uma solução de ácido fosfórico a 30% a 37% durante 15 a 20 segundos. O condicionador deve alcançar a periferia da preparação, onde a selagem é altamente crítica para o sucesso a longo prazo da restauração.

O deslocamento gengival é importante para expor esta margem e evitar a contaminação. O material de condicionamento (gel ou líquido) é lavado das superfícies de esmalte com grandes quantidades de água durante 30 segundos. As soluções ácidas líquidas são lavadas mais facilmente do que os géis, nos quais o veículo de metilcelulose pode ser arrastado para dentro dos poros do esmalte gravado e aí permanecer, actuando como um contaminante e diminuindo assim a capacidade de ligação.

Não deixar o paciente enxaguar ou de qualquer forma contaminar esta superfície de esmalte gravado com saliva.

Se isto acontecer, a superfície tem de ser retocada durante dez segundos, lavada e seca novamente para voltar a desenvolver uma superfície de esmalte reactiva. A superfície de esmalte é idealmente seca com uma corrente de ar quente para assegurar uma superfície não contaminada e sem óleo. Isto parece aumentar a força de ligação em aproximadamente 29%.

7. **Aplicação do agente de colagem dentária**
   Isolar novamente a superfície dentária gravada subjacente com tiras de matriz e revesti-la com um agente de ligação esmalte-dentária combinado do tipo ativado por luz.
   Todo o excesso de agente de ligação deve ser cuidadosamente soprado para o lado; caso contrário, pode acumular-se e curar nestas áreas espessas, onde não existe inibição de oxigénio para evitar o endurecimento. Estes nódulos duros podem constituir um problema quando se tenta assentar o laminado. Fotopolimerize esta camada uniformemente dispersa para selar a superfície do dente. Em seguida, cubra o aspeto interno da faceta (que foi silanizada) com um líquido de ligação de resina não preenchido; sopre-o numa camada fina, mas não o fotopolimerize. Alguns fabricantes combinaram o silano e o agente de ligação de resina num só líquido. Coloque o agente de cimentação de resina composta sobre o laminado, utilizando uma seringa, e exprima o material no centro de modo a que se espalhe lateralmente, sem prender bolhas de ar.

8. **Sequência de lugares**
   É melhor assentar um laminado de cada vez. Em casos de várias unidades, comece com o dente mais distal de cada lado da arcada e trabalhe mesialmente até ao canino. De seguida, assente os dois incisivos centrais em simultâneo para garantir que ficam iguais. Os dois incisivos laterais são então colocados, um de cada vez, para acomodar quaisquer discrepâncias no ajuste geral. É essencial afastar a unidade de luz do campo operatório porque tem o potencial de iniciar o processo de autopolimerização em qualquer um destes materiais activados por luz. Alguns clínicos consideram que é útil utilizar cera adesiva e fixar algum tipo de pega (como um palito de dentes) à superfície vestibular da faceta, mas outros consideram mais fácil manipular as facetas sem ela.

9. **Colocação**
   Rode a faceta para a superfície vestibular do dente e, em seguida, manipule-

a suavemente até que o contacto seja feito na região da linha de acabamento gengival. O movimento deve ser um movimento suave de balanço ou "pulsação" que permita que o excesso de material saia lentamente de todos os lados da faceta. O excesso grosseiro pode ser removido com um pincel firme e pontiagudo ou com uma cureta. É importante não deslizar a faceta para o seu lugar. Passá-la sobre o bordo incisal pode limpar o aspeto interno da faceta da resina composta, deixando um vazio. Isto pode ser evitado rodando a faceta sobre o bordo incisal até à sua colocação.

Quando o revestimento estiver no sítio e assente, verifique a intimidade do encaixe entre a margem e a linha de preparação com um explorador. Segure o laminado firmemente na posição para evitar a "sucção" e inicie o processo de polimerização com a luz. Polimerize durante apenas 20 segundos a partir da face lingual e mais 20 segundos a partir da face vestibular na metade incisal do dente. Remova agora o resto do excesso de material parcialmente polimerizado - que ainda mantém a faceta firmemente no sítio - da margem gengival e da área interproximal, utilizando um raspador afiado e/ou um explorador. As duas tiras de matriz são agora puxadas da face vestibular para a face lingual para limpar as áreas interproximais do material em excesso. As tiras de matriz devem ser reinseridas entre os dentes para evitar que se unam umas às outras. A luz é então reaplicada nas superfícies vestibular e lingual da faceta para completar o processo de polimerização. Durante este processo de polimerização, é essencial manter a estabilidade completa da relação entre a faceta e o dente subjacente. O processo de polimerização é concluído com a polimerização das várias áreas da faceta durante, pelo menos, dois minutos cada. Este tempo extra é importante devido ao facto de a luz ter de atravessar a porcelana para atingir a resina composta subjacente. Quanto mais resina em excesso for removida antes do processo de acabamento, mais fácil será o acabamento final.

10. Cura

Tempo:

Quanto maior for o tempo de exposição da resina, maior será a percentagem de cura do ângulo de contacto:

A luz deve entrar em contacto com a resina em ângulos rectos em relação à sua superfície - e não num ângulo oblíquo - para obter a máxima eficácia. Tonalidade da resina: Parece que os tons mais escuros da resina e as resinas com mais opacificadores precisam de mais tempo para curar.

Composição da resina composta:
A formulação exacta varia de resina para resina e dentro das categorias específicas de microfill até aos híbridos e tipos de macrofill. Existe também uma variação no grau de cura quando exposto à mesma quantidade de luz. Distância: A distância da fonte de luz à superfície da resina composta nunca deve ser superior a 1 mm. Para além disso, deve ter-se em atenção que a fonte de luz da unidade de polimerização tem uma intensidade cada vez menor durante a sua vida útil e deve ser verificada regularmente todos os meses. Além disso, as unidades que utilizam um cabo de fibra ótica apresentam uma diminuição contínua da sua eficácia devido à constante flexão e quebra dos feixes de fibra ótica associados à manipulação. Estes factores podem ser verificados utilizando um monitor de luz eléctrica ou utilizando um anel de Teflon de espessura padronizada. A resina composta é colocada dentro deste anel e exposta à luz, após o que o anel é removido e a superfície inferior da resina composta é verificada para verificar se está totalmente curada. De um modo geral, a polimerização dos laminados é consideravelmente mais eficaz quando se utilizam duas luzes - uma da face vestibular e outra da face lingual. Aparentemente, a utilização simultânea de duas luzes resulta numa polimerização mais profunda e completa do que o mesmo grau de exposição única de cada lado. Além disso, também é mais útil ter o tamanho da ponta da fonte de luz entre 12 e 15 mm de diâmetro para expor mais superfícies do dente ao processo de cura e para manter as pontas numa posição antes de passar a expor outra parte do laminado. Os novos avanços incluem a utilização de um laser suave para uma cura mais rápida e completa do material de cimentação de resina composta, aumentando assim a resistência final das facetas. .[11]
Acabamento Os procedimentos de acabamento são melhor realizados com a ajuda de alguma forma de ampliação de x2 a x4 Após a polimerização

completa, retire qualquer excesso de resina composta com um escultor interproximal de carboneto ou uma faca de folha de ouro. Os quatro instrumentos de acabamento do kit LVS foram concebidos para corrigir quaisquer discrepâncias marginais. Primeiro, uma broca de acabamento de carboneto com perfil reto, como a LVS n.º 5, deve ser inserida suavemente sob a margem gengival. Utilizando um spray de água abundante, passe o instrumento ao longo da interface entre a faceta e a superfície dentária subjacente para remover todo o excesso de resina. Isto nunca deve ser feito a seco porque o calor gerado irá afetar o agente de cimentação de resina composta. O carboneto deve remover a resina sem riscar o esmalte remanescente ou danificar a porcelana. Assim que a resina for removida, verifique o

para assegurar que o laminado é uma continuação direta do esmalte subgengival remanescente.

Se não for o caso, utilizar uma ponta de diamante microfina, até que o perfil de emergência do esmalte se torne confluente com o da faceta (ou seja, qualquer saliência horizontal de porcelana para além do esmalte deve ser removida). De seguida, utiliza-se um diamante de polimento para refinar esta interface dente/resina/porcelana. O polimento da faceta é efectuado com pontas de polimento cerâmicas e, em seguida, com uma pasta impregnada de pó de diamante com uma taça de borracha sem membrana. Deslocar o bordo da taça de borracha para cima, por baixo da margem gengival livre, para dar um elevado brilho à junção entre a faceta, a resina e o dente, assegurando que esta área não se torna um depósito de placa microbiana.

Este[r] polimento pinal pode demorar cinco minutos ou mais por dente. As áreas interproximais devem ser limpas com a tira de compósito de grão apropriado e polidas com tiras de acabamento de resina composta. Verifique os contactos interproximais para ver se o fio dental passa suavemente e não fica preso ou rasga. Acabamento lingual e equilíbrio oclusal. Efectue o acabamento do aspeto lingual da interface de esmalte do revestimento com um diamante em forma de bola de futebol para remover o excesso de resina. Avalie a margem de porcelana e, se necessário, refine-a com o diamante microfino e volte a polir com o pó de diamante numa roda de feltro rotativa e taça de borracha com membranas ou numa roda de polimento de cerâmica. As áreas de contacto são limpas com metal e depois com tiras de polimento de resina composta e verificadas com fio dentário.

Avaliação oclusal O último passo na consulta de colocação do laminado é verificar a oclusão e assegurar que as facetas não entram em contacto excessivo com a arcada oposta em quaisquer movimentos excursivos da mandíbula. Isto é obviamente mais crítico quando a borda incisal é lapidada devido a uma fratura ou ao desejo de aumentar o comprimento dos dentes. Se todos os dentes anteriores tiverem sido revestidos de forma a incluir os bordos incisais, então deve ser elaborada uma relação oclusal definitiva. Seria ideal distribuir a carga durante os movimentos excursivos mandibulares pelo maior número possível de dentes, de modo a que qualquer extensão de faceta de porcelana não seja responsável por suportar toda a carga. Isto diminui o potencial de fratura do laminado e o desgaste excessivo da arcada oposta. Um protetor noturno é um complemento útil para evitar estes problemas durante o sono.

Contorno cosmético Após vários dias (para assegurar a polimerização completa da resina), a faceta pode ainda ser refinada com diamantes finos para uma harmonia estética. A faceta colada é, nesta fase, extremamente forte e facilmente passível de contorno cosmético. A faceta de porcelana sem suporte nunca deve ser contornada até a colagem estar concluída. O contorno é efectuado com diamantes microfinos e finalizado com discos de polimento de porcelana e pasta de polimento diamantada.

FOLHA DE INSTRUÇÕES DO PACIENTE

Primeiras 72 horas

O processo de colagem de resina demora, pelo menos, 72 horas a curar na sua totalidade. Durante este período, deve evitar quaisquer alimentos duros e manter uma dieta relativamente suave. Os extremos de temperatura (quente ou fria) também devem ser evitados. O álcool e alguns elixires medicinais têm o potencial de afetar o material de ligação de resina durante esta fase inicial e não devem ser utilizados.

Manutenção

As limpezas de rotina são obrigatórias, pelo menos de quatro em quatro meses, com um higienista, que deve evitar a utilização de um raspador ultrassónico e dos sistemas de abrasão a ar. Utilizar uma escova de dentes macia com cerdas arredondadas e usar o fio dental como se faz com os dentes naturais. Se a limpeza diária da placa bacteriana for um problema, utilize um dispositivo mecânico de remoção de placa bacteriana (Interplk, Research Associates, Norcross, Ga.) porque a manutenção sem placa bacteriana destas restaurações é essencial para a sua longevidade e para a saúde dos seus dentes e tecidos de suporte. Utilize uma pasta de dentes menos abrasiva e que não seja altamente fluoretada. Embora os laminados sejam fortes, evite forças de mordedura excessivas e padrões de hábitos: roer as unhas, mastigar lápis, etc. Evitar morder rebuçados duros, mastigar gelo, comer costeletas. Utilizar um protetor bucal em acrílico macio quando praticar qualquer tipo de desporto de contacto.

Enxaguatórios bucais

Os elixires bucais fluoretados acidulados podem danificar o acabamento da superfície dos seus laminados e devem ser evitados. Os elixires bucais antiplaca com clorexidina podem manchar os laminados, mas a mancha pode ser facilmente removida por um higienista.

FACETAS INDIRECTAS DE RESINA COMPOSTA: UMA ALTERNATIVA

Nos últimos anos, as resinas compostas processadas em laboratório foram desenvolvidas não só para utilização como materiais de restauração em próteses fixas, mas também como materiais de revestimento indireto. Utilizando luz, calor, vácuo ou uma combinação dos mesmos, os materiais de resina micropreenchidos podem ser processados para obter resultados físicos e mecânicos

propriedades superiores às das resinas compostas tradicionais de consultório. Apesar de o teor de carga inogranica ser relativamente baixo, variando entre 30% e 50% em peso, os estudos indicam que a resistência ao desgaste destes materiais é surpreendentemente boa. Através do processamento laboratorial, os revestimentos de resina indirectos são mais completamente curados e não apresentam os mesmos problemas de polimerização in situ tipicamente encontrados durante o revestimento convencional de resina composta direta. O fabrico de facetas diretas de resina composta é bastante moroso e apresenta uma deficiência significativa. São sensíveis à técnica e dependem da capacidade artística e da atenção aos pormenores do operador. As facetas indirectas de resina composta são normalmente fabricadas por um técnico treinado, e é necessário menos esforço por parte do dentista para alcançar os contornos finais da restauração. Por conseguinte

normalmente requerem menos tempo de cadeira clínica. Ao contrário dos laminados de resina acrílica pré-fabricados compostos por uma resina de polimetacrilato de metilo, os folheados indirectos de resina composta têm uma composição muito semelhante à das resinas compostas do consultório. Por conseguinte, os folheados indirectos deste tipo são inerentemente capazes de obter uma ligação química ao meio de ligação de resina composta, sem necessidade de pré-tratamento do folheado. As facetas de resina composta fabricadas indiretamente oferecem vantagens de capacidades superiores de sombreamento e controlo dos contornos faciais. Além disso, uma vez que são compostas por resinas micropreenchidas, podem ser polidas até obter um acabamento brilhante.

Embora as facetas indirectas de resina composta ofereçam muitas vantagens em relação às facetas diretas de resina, a sua força de ligação limitada restringe a sua utilização a casos que não envolvam contactos funcionais intensos.

<u>Técnica clínica</u>

Estas facetas são fabricadas indiretamente por um laboratório, pelo que requerem duas consultas do paciente: uma para a preparação dos dentes e a realização de uma impressão elastomérica, e a segunda para a colagem e acabamento das facetas. São possíveis técnicas de revestimento extra-esmalte e intra-esmalte. Embora as abordagens extra-esmalte sejam menos invasivas, existe uma tendência para o aumento da espessura do dente e para contornos bulbosos.

As preparações intra-esmalte proporcionam uma linha de acabamento definida para compensar a espessura do material de revestimento, proporcionando melhores contornos dentários e, consequentemente, uma boa saúde gengival.

A seleção da cor é determinada antes do isolamento dos dentes, de modo a eliminar as variações de cor que podem ocorrer devido à secura e desidratação dos dentes. Estão disponíveis cores de corpo e incisais de resina composta, bem como resinas de caraterização para modificações estéticas opcionais.

Após a seleção da cor, os dentes são isolados com a utilização de rolos de algodão absorventes colocados bilateralmente e de um fio de retração gengival. Um cordão de retração de pequeno diâmetro, colocado atraumaticamente no sulco gengival vestibular, proporciona um melhor acesso e visibilidade durante a preparação dos dentes. Todas as restaurações de Classe III defeituosas existentes ou pequenas lesões de cárie devem ser substituídas ou restauradas antes de iniciar a preparação das facetas. Os dentes a serem revestidos são preparados com uma pedra de diamante redonda ou biselada até uma profundidade aproximadamente equivalente a metade da espessura do esmalte. A profundidade de redução varia tipicamente entre 0,5 e 0,6 mm a meio da face e 0,2 e 0,3 mm ao longo do aspeto gengival da preparação. Pode ser necessária uma redução maior se existir uma coloração intrínseca significativa, como nos casos que envolvem uma coloração tetracíclica grave.

Idealmente, no entanto, toda a preparação deve ser restrita ao esmalte para permitir o condicionamento ácido para a retenção micromecânica. A redução pode ser avaliada utilizando cortes em profundidade ou uma técnica de hemi-preparação. Uma broca redonda, normalmente com 0,4 mm de diâmetro, é adequada para a medição da profundidade. A técnica de hemipreparação permite a inspeção da restante estrutura dentária não preparada em secção transversal após a preparação de apenas metade da superfície facial.

Deve ser criado um chanfro moderado ao longo das margens do preparo. As margens interproximais devem ser estendidas para além dos ângulos da linha interproximal do dente, mas devem ser posicionadas labialmente às áreas de contacto. A margem gengival é preparada a um nível igual ao da crista gengival livre. Deve ser evitada a extensão subgengival das margens preparadas.

Incisivamente, a preparação deve restringir-se ao aspeto facial do bordo incisal e nunca deve terminar numa área sujeita a função oclusal nestas situações, ou se um dente necessitar de alongamento, as facetas indirectas de resina composta não são recomendadas.

Uma impressão elastomérica dos dentes preparados é gerada após a remoção do fio de retração. Uma vez que a preparação se restringe ao esmalte, não é percetivelmente objetável para o paciente, e não é necessária qualquer temporização.

Um molde de trabalho com troquéis individualmente removíveis dos dentes preparados é fabricado e enviado para o laboratório. Recomenda-se a utilização de moldes amovíveis para permitir ao técnico o acesso completo às áreas interproximais. Quando as facetas de resina composta completas são devolvidas, devem ser inspeccionadas para verificar se existem linhas de fratura, lascas ou outros defeitos significativos que impeçam uma colocação bem sucedida.

Na segunda consulta, o processo básico de colocação de facetas de resina composta é semelhante ao descrito para as facetas de porcelana, com algumas pequenas diferenças. Os dentes preparados são primeiro cuidadosamente limpos com uma farinha de pedra-pomes ou uma pasta de limpeza sem óleo e sem flúor. Os dentes são novamente isolados com rolos de algodão bilaterais. Coloca-se um fio de retração gengival no sulco gengival vestibular para retrair o tecido e reduzir a infiltração dos fluidos gengivais. Para avaliar a adaptação da faceta, recomenda-se a realização de uma prova de cada faceta. Podem ainda ser efectuados pequenos ajustes à faceta com brocas de acabamento de resina composta adequadas ou diamantes para melhorar a adaptação. Alguns fabricantes de facetas de resina indireta oferecem um meio de ligação fotopolimerizável produzido especificamente para utilização com as suas facetas. Tipicamente, estes meios de ligação são simplesmente versões mais fluidas de uma resina composta pré-existente. Se não estiver disponível uma resina de ligação separada, pode ser criado um meio de ligação misturando uma pequena quantidade de resina não preenchida com uma tonalidade apropriada de resina composta.

Uma resina composta convencional fotopolimerizável foi misturada com visio-Bond (ESPE- Premier), uma resina fluida não preenchida, para produzir o meio de ligação. Os dois componentes consistiam em 75% em peso de visio-Fil e 25% em peso de visio-Bond (aproximadamente 6mm de Visio-Fil, conforme dispensado da seringa do fabricante, por cada gota de Visio-Bond). A mistura é vigorosamente misturada num prato dappen até se obter uma consistência tipo mel adequada para a colagem. A cor da resina composta utilizada na mistura é a que mais se assemelha à cor da faceta. No entanto, após o posicionamento experimental das facetas, pode descobrir-se que são necessárias ligeiras modificações de cor. As pequenas alterações estéticas podem ser conseguidas simplesmente incorporando uma pequena quantidade de modificador de cor na mistura ou aplicando o modificador diretamente no aspeto interior do revestimento antes da colocação. Para otimizar o controlo da humidade, os dentes são isolados e condicionados e as facetas são colocadas uma a uma. Se o aspeto interior da faceta for totalmente liso, deve ser utilizada uma pedra de diamante grosseira para tornar ligeiramente rugosa a parte inferior da faceta, melhorando assim o potencial de ligação micromecânica adicional. Este passo é particularmente importante se não tiver havido preparação intra-esmalte, quando o aspeto interior da faceta for liso. Deve também ter-se o cuidado de não contaminar inadvertidamente a parte inferior do folheado antes da colagem. Se o aspeto interior do revestimento for tocado, deve ser limpo com acetona ou álcool etílico antes da colagem, de modo a remover quaisquer óleos ou contaminantes da superfície. Coloca-se uma fina camada de agente de ligação de resina não preenchida sobre o esmalte gravado, mas ainda não curada. A faceta é então carregada com uma camada homogénea da mistura Visio-Fil Visio-Bond, com aproximadamente 0,5 mm de espessura, e é colocada no dente. A faceta deve ser posicionada primeiro na margem gengival, permitindo que o excesso de cimento seja extrudido incisalmente à medida que a faceta é totalmente assentada. Deve ter-se cuidado para não deixar entrar ar entre o dente e a faceta.

A preparação intra-esmalte actua como um guia para indexar e posicionar a faceta. Contudo, antes da polimerização, a faceta deve ser mantida firmemente no sítio enquanto se utiliza um explorador para verificar a adaptação marginal. O excesso de meio de ligação pode ser removido com um explorador ou um instrumento de resina composta nesta altura. O meio de ligação subjacente é polimerizado durante, pelo menos, 40 segundos com uma unidade de polimerização de luz visível a partir das direcções facial e lingual. Se tiver sido incorporada uma camada de resina opaca no revestimento de resina, este tempo de polimerização deve ser, pelo menos, duplicado. Após a polimerização completa, o excesso de material de ligação é removido utilizando brocas e instrumentos convencionais de acabamento de resina composta. A remoção do cordão de retração gengival nesta altura facilita o acesso e a visibilidade para os procedimentos de acabamento. Uma combinação de brocas de acabamento de resina composta de 12 e 30 caneluras em forma de chama ou diamantes de acabamento micrónicos funcionam bem para o acabamento e alisamento das áreas faciais. As partes do folheado

tornadas ásperas pelos procedimentos de acabamento podem ainda ser alisadas e polidas até obterem uma superfície brilhante, utilizando discos abrasivos e pontas. A pasta de brilho ultrafino Command é recomendada para conferir um brilho final à superfície semelhante ao do esmalte. Note-se que os bordos incisais são mantidos em esmalte para proteger a faceta das forças de cisalhamento experimentadas durante as excursões protrusivas.
Após a colagem de todas as facetas, a oclusão deve ser avaliada para assegurar que não foram introduzidas interferências funcionais. Os contactos funcionais protrusivos e laterais devem ser limitados ao esmalte, se possível.
Observações clínicas Com base em anos de observações clínicas, parece que as facetas de resina fabricadas indiretamente podem oferecer uma alternativa viável e estética às facetas de resina composta aplicadas diretamente. No entanto, tornaram-se evidentes algumas deficiências clínicas menores. Em primeiro lugar, o esmalte superficial de resina não preenchida que é tipicamente polimerizado na superfície facial da faceta desgasta-se no primeiro ano. No entanto, é possível restabelecer uma superfície altamente brilhante através de técnicas convencionais de acabamento e polimento do lado da cadeira, conforme descrito anteriormente. Por este motivo, não se recomenda o polimento da superfície pelo laboratório. Obtém-se um brilho de superfície mais permanente e duradouro se o operador fizer simplesmente o acabamento e o polimento do revestimento imediatamente após a colagem.
Em segundo lugar, as facetas de resina fabricadas indiretamente são algo propensas a lascar e a fraturar quando sujeitas a forças funcionais ou de mordida excessivas. De acordo com um estudo realizado por Jordan e outros envolvendo mais de 100 facetas coloridas Visio-Gem e Dena, 16% sofreram lascamento ou fratura coesiva após um ano de recolha. Por conseguinte, a seleção de casos parece ser crítica para o sucesso clínico a longo prazo destas facetas. Como já foi referido, as facetas indirectas de resina não devem ser sujeitas a grandes tensões oclusais.

Resistência da ligação :

As duas interfaces de ligação que estão envolvidas com o meio de ligação da resina são a superfície interna da faceta de resina composta processada e o esmalte gravado com ácido. A força de ligação da resina composta ao esmalte condicionado foi bem documentada. Foram registadas resistências de ligação à tração que variam entre 2.000 psi (140 kg/cm2) e 2.750 psi (192 kg/cm2). Em comparação, as mais altas resistências de ligação à tração para o meio de ligação a facetas de resina processada de Visio-Gem e Dentacolor foram registadas como sendo de 1.480 psi (103kg/cm2) e 1.391psi (97kg/cm2) respetivamente. Devido a este facto, a mais fraca das duas interfaces parece ser a interface faceta de resina / agente de ligação. Esta interface também foi referida como sendo o local mais frequente de falha em facetas laminadas acrílicas. Por conseguinte, tal como referido anteriormente, as facetas indirectas de resina composta devem ser utilizadas apenas em áreas não sujeitas a forças funcionais significativas que possam lascar ou fraturar as facetas. As facetas de porcelana gravadas tratadas com um agente de acoplamento de silano parecem oferecer resistências de ligação mais próximas das do esmalte gravado, apresentando uma resistência de ligação à tração média de 2.083 psi (146 kg/cm2).

As facetas de porcelana retocadas parecem fornecer uma força de retenção significativamente maior ao esmalte gravado do que aquela que é possível obter com facetas indirectas de resina composta.

De acordo com um estudo recente **de Heymann e outros**, o mecanismo de ligação das facetas indirectas de resina composta envolve muito provavelmente uma combinação de adesão química e retenção micro-mecânica. Devido aos procedimentos de processamento envolvidos no fabrico de uma faceta de resina composta indireta, o grau de polimerização é significativamente reduzido. Grande parte da ligação interfacial que ocorre é, muito provavelmente, de natureza micromecânica. Assim, um meio de ligação que possa fluir facilmente e molhar o substrato é muito importante. No entanto, partindo do princípio de que ocorre alguma ligação química, é vital que o tempo de execução laboratorial para o fabrico do folheado seja reduzido ao mínimo. Estudos relacionados mostram que o potencial de ligação química diminui com a idade da resina composta. Por conseguinte, a ligação das facetas deve ocorrer tão cedo quanto possível após o fabrico das facetas[56] .

Facetas de porcelana versus facetas de resina

Embora se verifique uma sobreposição significativa relativamente às indicações clínicas para facetas de porcelana e de resina, a seleção do caso determina em grande medida qual o sistema de facetas indirectas mais adequado. As vantagens e desvantagens de cada sistema

devem ser pesadas e consideradas ao decidir sobre o curso do tratamento. Um resumo das várias caraterísticas clínicas, juntamente com os pontos fortes relativos aparentes de cada sistema de revestimento indireto, é apresentado no quadro.

Com base nos estudos anteriormente citados, é evidente que é possível obter uma resistência e retenção superiores das facetas com facetas de porcelana condicionadas. Por esta razão importante, as facetas de porcelana condicionada parecem ser uma alternativa de restauração mais prudente em casos que requerem um alongamento significativo dos dentes ou que envolvem contactos oclusais funcionais. No entanto, a resistência de união das facetas indirectas de resina parece ser adequada para algumas circunstâncias de rotina que não envolvem forças funcionais.

Characteristic	Porcelain	Resin
Retention/strength	✓	
Surface texture	✓	
Lab fee		✓
Longevity	✓	
Repairability		✓
Ease of replacement		✓

Quadro 3: Resumo de várias caraterísticas clínicas e vantagens relativas das facetas de porcelana versus facetas de resina

A textura da superfície da porcelana vidrada é também superior à da resina polida devido à sua durabilidade e elevado brilho. No entanto, em áreas onde a superfície da faceta é perturbada por contornos e acabamentos, é significativamente mais difícil restabelecer uma superfície altamente polida nas facetas de porcelana do que nas de resina. No entanto, as facetas de porcelana, que são aparentemente mais duráveis do que as facetas de resina, podem exigir uma substituição menos frequente, resultando numa poupança de custos a longo prazo. Devido à sua composição, as facetas de resina indireta são facilmente combinadas e reparadas com resinas micropreenchidas fotopolimerizáveis à beira da cadeira. São também mais facilmente substituídas do que as facetas de porcelana.

Se o molde original for mantido, pode ser produzida uma nova faceta de resina para colagem imediata após a remoção da faceta defeituosa. A substituição de facetas de porcelana requer normalmente duas consultas devido à dificuldade de remover a faceta defeituosa sem alterar a preparação intra-esmalte original. Deve notar-se, no entanto, que a necessidade de reparação ou substituição é aparentemente menor com facetas de porcelana devido à sua força de ligação e retenção superiores ao esmalte gravado.

As facetas intra-esmalte de resina composta processada estão atualmente a ser utilizadas para a restauração estética de manchas ou defeitos faciais generalizados. Uma vez que estas facetas são fabricadas indiretamente, possuem propriedades físicas superiores às das resinas micropreenchidas em consultório e são menos sensíveis à técnica e à capacidade do operador. Embora a força de ligação das facetas de resina indireta não seja tão grande como a das facetas de porcelana gravada, o custo mínimo, a simplicidade de fabrico e as qualidades estéticas das facetas de resina indireta tornam-nas uma alternativa viável a outros sistemas de revestimento em determinados casos selecionados[56]

DIFERENTES MATERIAIS DISPONÍVEIS PARA O FABRICO DE FOLHEADOS LAMINADOS

O sucesso clínico das facetas depende da escolha correta dos materiais disponíveis, de técnicas de preparação mais conservadoras e de uma aplicação adesiva adequada.

Com a evolução dos materiais cerâmicos e a melhoria das técnicas de preparação, as facetas laminadas cerâmicas constituem a melhor opção para uma abordagem estética minimamente invasiva que melhora o sorriso do paciente com menos ou, por vezes, nenhuma preparação dentária.

Desde a sua introdução, há algumas décadas, as facetas de cerâmica representaram uma revolução na medicina dentária restauradora e protética. Atualmente, a vasta gama de materiais e técnicas exige uma formação contínua e um bom conhecimento tanto por parte do dentista como do técnico de cerâmica dentária. Muitos estudos revelaram que os excelentes resultados clínicos dos casos de facetas podem ser obtidos através de um dentista especializado bem treinado e de um ceramista dentário de laboratório altamente qualificado.

Devido à manutenção da estética a longo prazo, muitos estudos clínicos concluíram o desempenho de excelência das facetas laminadas de porcelana e a taxa mínima de insucesso quando comparadas com outras alternativas de tratamento restaurador. Por outro lado, os estudos clínicos que não concordaram com a opinião anterior esclareceram as causas mais comuns de insucesso das facetas. Estas podem incluir a seleção inadequada do caso; por exemplo, paciente com mordida profunda, articulação anormal, seleção inadequada de dentes não irrompidos, perda excessiva de tecidos moles dentários e periodontais, redução excessiva de dentina e aplicação inadequada de cimento resinoso de cimentação. Mas, em geral, se forem seguidas as regras meticulosas de seleção de casos, preparação adequada e aplicação correta do agente de cimentação, as facetas laminadas de porcelana são consideradas mais duráveis do que a faceta direta de compósito.

Classificação das cerâmicas dentárias: - As facetas laminadas cerâmicas representam uma parte da classificação das cerâmicas em medicina dentária.

Aparentemente é uma tarefa impossível fazer uma classificação completa das cerâmicas em medicina dentária devido aos contínuos melhoramentos da composição. No entanto, o que se segue fornece uma ideia geral.

Classificação com base na microestrutura:- Categoria 1 : À base de vidro (principalmente sílica),

Categoria 2: Sistemas à base de vidro (principalmente sílica) com cargas geralmente cristalinas (tipicamente leucite ou um vidro diferente de alta fusão). Estes podem ainda ser classificados em

(a) Vidro feldspático com baixo a moderado teor de leucite (menos de 45%),

(b) Vidro com elevado teor de leucite (mais de 50%). As vitrocerâmicas são um exemplo deste tipo (por exemplo: IPS Empress),

(c) Cerâmica de vidro de dissilicato de lítio. Exemplos deste tipo podem incluir (cerâmica IPS e-max prensável e maquinável),

Categoria 3: Sistemas de base cristalina com cargas de vidro (a maioria das cargas são de alumina)

Categoria 4: Sólidos policristalinos (contendo partículas de alumina e de zircónio)

Classificação com base na técnica de processamento

1) Sistemas pó/líquido à base de vidro,
2) Blocos prensáveis de sistemas à base de vidro e
3) Sistemas de conceção assistida por computador / fabrico assistido por computador (CAD/CAM)

Classificação com base no tipo: -

1) Porcelana feldspática,
2) porcelana reforçada com leucite
3) porcelana aluminosa; alumina infiltrada com vidro, 4)zircónia infiltrada

com vidro e cerâmica de vidro.

Classificação com base na composição: -

(1) Silicatos: São caracterizados por uma fase vítrea amorfa, contendo predominantemente sílica.

(2) Cerâmicas de óxido: Em aplicações dentárias, apenas são utilizadas cerâmicas de óxido devido à dificuldade de processamento das cerâmicas que não são de óxido. As cerâmicas de óxido contêm uma fase cristalina principal como a alumina.

Zircónia: uma resistência à fratura muito elevada da zircónia, mesmo com uma espessura muito fina, acompanhada de um aspeto estético altamente vidrado, são as principais vantagens.

Cerâmica vítrea: tipo de cerâmica que contém uma fase de matriz vítrea e pelo menos uma fase cristalina. Embora a classificação das cerâmicas dentárias com base na composição não seja muito importante atualmente, devido aos avanços alcançados, foi incluída por importância histórica[69] .

Classificação dos folheados com base nas técnicas de processamento: -

(1) Facetas de porcelana feldspática: - Foram utilizados três tipos de materiais para as facetas laminadas de porcelana; porcelana cozida nos moldes refractários,

(3) cerâmica de vidro prensada a quente e sistema de desenho assistido por computador \ fabrico avaliado por computador (CAD-CAM). As facetas de porcelana feldspática são consideradas as menos

A resistência da porcelana feldspática e da cerâmica de vidro prensada a quente é menor do que a dos outros tipos, mas ainda assim é mais durável do que as facetas diretas de compósito. Alguns autores concluíram que, se o caso da faceta for corretamente selecionado e se forem seguidos procedimentos clínicos meticulosos durante a preparação dos dentes, tanto a porcelana feldspática como a cerâmica de vidro prensada a quente apresentam taxas de sucesso a longo prazo que atingem 96%-98% até cinco anos. As facetas laminadas de porcelana sofreram uma evolução significativa. Atualmente, a porcelana cozida em moldes refractários é designada por porcelana feldspática, em que os materiais de porcelana são constituídos por pós cerâmicos finamente moídos que foram misturados com água destilada ou um líquido especial. Um molde de trabalho "mestre" é vazado da pedra de matriz e, utilizando um processo de estratificação e cozedura, o técnico de cerâmica constrói a folheados.

(4) As vantagens das facetas de porcelana feldspática podem incluir o seu custo razoável; a técnica de estratificação é compatível tanto com as competências do ceramista como com os equipamentos de laboratório. Os pós de porcelana e os investimentos utilizados nas facetas de porcelana feldspática são relativamente baratos.

(5) A desvantagem deste tipo de facetas surgiu em problemas de ajuste e resistência de que muitos dentistas se queixaram. As facetas laminadas de porcelana fabricadas com esta técnica devem ser manuseadas com cuidado durante a prova para evitar fracturas, mesmo depois da cimentação. Uma boa ligação entre a faceta e o esmalte é essencial para reforçar a restauração da faceta.

(1) Vidro cerâmico prensado a quente: - Os cristais de porcelana mais finos produzem materiais mais resistentes. A melhoria das propriedades das facetas laminadas depende da interação dos cristais, quantidade de cristais de porcelana e o seu tamanho. Ao adicionar certos tipos de cargas que estão uniformemente dispersas pelo vidro, consegue-se aumentar a resistência da cerâmica vítrea. A zircónia, o alumínio, a leucite, o magnésio e o dissilicato de lítio são exemplos destes tipos de cargas. Estas vitrocerâmicas eram mais fortes com um ponto de fusão mais elevado do que o vidro não cristalino e também tinham coeficientes de expansão térmica variáveis. Em primeiro lugar, foi introduzido o material vitrocerâmico denominado (Dicor). Era fabricado através de um processo de fundição por cera perdida e centrífuga. A translucidez era a principal desvantagem do material, pois exigia a aplicação

externa de todas as sombras.

Alguns anos mais tarde, foi introduzido outro sistema vitrocerâmico reforçado denominado (leucite). O material é aquecido a uma temperatura elevada e prensado pneumaticamente e a microestrutura resultante é semelhante à das porcelanas em pó; no entanto, a menor porosidade e o maior teor de cristais é a principal vantagem do revestimento final de porcelana laminada construída a partir do sistema de leucite. Devido à sua resistência e cor favoráveis, as instruções do fabricante recomendam a sua utilização para inlays, onlays, coroas anteriores ou posteriores e coroas de implantes.

(2) Sistema de fabrico assistido por computador (CAD CAM): - Atualmente, a conceção assistida por computador/fabricação avaliada por computador (CAD/CAM) facilita a construção de facetas. O facto de os blocos cerâmicos terem uma

Com uma qualidade translúcida que se assemelha à estrutura do esmalte, as facetas CAD/CAM têm um aspeto natural, para além de terem uma vasta gama de tonalidades.

Os defeitos internos e os vazios dos blocos cerâmicos pré-fabricados não são, normalmente, considerados na qualidade subsequente da restauração final. As técnicas ópticas de deslocamento da franja de Moire foram utilizadas nos sistemas CEREC e a altura e a profundidade da preparação foram medidas pela técnica de triangulação ativa apresentada no sistema do dispositivo. Após a preparação, uma impressão ótica tirada pelo operador para revelar todos os detalhes da preparação e das estruturas circundantes é transmitida e mostrada num monitor, permitindo que o sistema auxilie na designação da restauração final.

Apenas o custo elevado e a necessidade de formação adicional para dentistas e outros auxiliares podem ser a causa de algumas limitações do CAD\CAM em algumas populações[69] .

Para melhorar a estética dos dentes anteriores por meio de facetas laminadas cerâmicas, são utilizados diversos tipos de materiais cerâmicos. É necessário fazer uma breve revisão da classificação dos materiais cerâmicos para definir a melhor escolha de cada um deles de acordo com a situação clínica. Existem três classificações possíveis de cerâmicas baseadas em: temperatura de sinterização, composição e técnica de fabrico envolvida. Esta revisão centra-se na composição do material, uma vez que esta oferece toda a informação necessária para resolver o problema da atual escolha da cerâmica[68] .

As cerâmicas são classificadas de acordo com a sua composição em:

1) Cerâmica à base de vidro: Porcelana feldspática, IPS Empress, IPS Empress II e e-max Press.

2) Cerâmicas à base de alumina: Alumina em cera, Spinell em cera, Zircónia em cera, Procera All Ceram.

3) Cerâmica à base de zircónio.

Cerâmica à base de vidro

A porcelana feldspática é composta por três componentes principais: quartzo, felspato e caulino, sendo o componente básico o dióxido de sílica.

Os feldspatos são compostos principalmente por dióxido de sílica (60% - 64%) e óxido de alumínio (20% - 23%) e são modificados através de diferentes técnicas para criar vidro que pode ser utilizado em restaurações dentárias.

A porcelana feldspática tem propriedades mecânicas baixas, com uma resistência à flexão de 60 a 70 MPa

Devido ao elevado teor de vidro neste material, são muito mais susceptíveis à fratura sob tensão mecânica. Por conseguinte, os revestimentos laminados cerâmicos fabricados a partir de porcelanas feldspáticas ganham a sua força através de uma boa ligação em combinação com um esmalte de substrato mais rígido. Com este material, é possível obter uma espessura de revestimento inferior a 0,5 mm com ou sem preparação em esmalte.

As condições ideais para a ligação entre a faceta feldspática e o substrato são a presença de 50% ou mais de esmalte no dente, 50% ou mais do substrato ligado sendo esmalte; e 70% ou mais da margem sendo em esmalte. Tradicionalmente, as facetas de cerâmica feldspática são fabricadas utilizando a técnica de estratificação que incorpora matrizes refractárias que são utilizadas para suportar as camadas condensadas ou a pasta cerâmica. Esta técnica dá ao técnico controlo total sobre as camadas incorporadas, resultando numa restauração de aspeto natural. Pelo contrário, exige um investimento de tempo e esforço para produzir restaurações de encaixe exato.

A duplicação do modelo de trabalho com material refratário frágil e a remoção do material refratário após a cozedura das facetas são procedimentos delicados. Para ultrapassar estes problemas no fabrico de facetas laminadas de porcelana feldspática, são atualmente utilizadas cerâmicas feldspáticas maquináveis em CAD/CAM (desenho assistido por computador/fabricação assistida por computador). Os blocos pré-fabricados CAD/CAM apresentam inicialmente uma boa resistência mecânica porque são fabricados em condições controladas com precisão

que resultam em cristais finos e sem poros[68] .

A Vita Mark II (Vita Zahnfabrik, Bad Sackingen, Alemanha), uma porcelana feldspática maquinável introduzida em 1991 para o sistema CEREC 1 (Siemens AG, Bensheim, Alemanha), tem uma resistência melhorada e um tamanho de grão mais fino (4 µm) em comparação com a porcelana feldspática convencional. É composta por SiO2 (60% - 64%) e Al2O3 (20% - 23%) e pode ser gravada com ácido fluorídrico para criar uma retenção micromecânica para o cimento resinoso.

Embora este produto seja monocromático, está disponível em várias cores, incluindo a linha clássica de cores Vita, as cores Vitapan 3D-Master, VITABLOCS Esthetic Line e a cor branqueada, e pode ser adicionalmente caracterizado[16] [H[1922] I Para ultrapassar as desvantagens estéticas de uma restauração monocromática, foi concebido um bloco cerâmico multicolorido (Vita Triluxe Bloc, VITA Zahnfabrik) para criar uma estrutura tridimensional em camadas. O terço interior tem uma camada de base escura e opaca, enquanto o terço moderado tem uma zona neutra e o terço exterior é translúcido.

O software CEREC permite que o operador tenha algum controlo visual sobre o alinhamento da restauração dentro do bloco de várias camadas. A porcelana feldspática proporciona um grande valor estético e demonstra uma elevada translucidez, tal como a dentição natural.

A utilização de porcelana feldspática para o fabrico de facetas laminadas cerâmicas apresenta as seguintes vantagens

1) reprodutibilidade da cor do dente com uma camada fina de material,
2) baixo custo laboratorial em comparação com outros sistemas cerâmicos,
3) excelentes caraterísticas mecânicas de retenção após o condicionamento com ácido fluorídrico e a presença de uma quantidade adequada de esmalte,
4) excelentes caraterísticas de ligação com a utilização de agentes de ligação de silano adequados.

Quando comparadas com a porcelana feldspática, as outras vitrocerâmicas têm uma melhor resistência mecânica à fratura, uma melhor resistência ao choque térmico e uma melhor resistência à corrosão.

O aumento das propriedades mecânicas depende da interação entre os cristais e a matriz vítrea, bem como do tamanho e da quantidade de cristais. Os cristais mais finos produzem geralmente materiais mais resistentes. As vitrocerâmicas podem ser opacas ou translúcidas, dependendo da composição química e da quantidade de cristais incorporados na matriz. O aumento da resistência dos materiais vitrocerâmicos é conseguido através da adição de cargas adequadas que se dispersam uniformemente pelo vidro, como a leucite e o dissilicato de lítio. As cerâmicas reforçadas com leucite e dissilicato de lítio são indicadas para o fabrico de facetas devido às suas propriedades ópticas e ao facto de serem sensíveis aos ácidos. Estes materiais podem ser translúcidos mesmo com elevado conteúdo cristalino, o que se deve ao índice de refração relativamente baixo dos cristais. A resistência à flexão das cerâmicas à base de vidro é melhorada e depende da forma e do volume dos cristais. A matriz de vidro é infiltrada por cristais de tamanho micrónico de leucite e dissilicato de lítio, criando uma matriz de vidro altamente preenchida. A resistência à flexão é de 160 - 300 MPa para as cerâmicas reforçadas com leucite e de 320 - 450 MPa para as cerâmicas reforçadas com dióxido de lítio.

As cerâmicas de vidro são fabricadas através de técnicas de cera perdida e de prensagem a quente, ou utilizando técnicas maquináveis. Quando o revestimento é fabricado pelo método de prensagem a quente, a restauração é primeiro encerada e investida, o lingote que é feito de cerâmica sinterizada é amolecido e pressionado num molde sob pressão. As tonalidades do lingote fornecem a tonalidade de base que pode ser modificada por coloração. Os cristais de leucite nas cerâmicas de vidro reforçadas com leucite (IPS Empress-Ivoclar Vivadent) são compostos por 50% - 55% do material, este material tem um índice de refração muito próximo das cerâmicas feldspáticas, para além de que as cerâmicas reforçadas com leucite têm uma taxa de corrosão mais rápida do que o vidro de base, esta corrosão selectiva é o fator que fornece pequenas caraterísticas para os cimentos de resina entrarem, criando uma forte ligação micromecânica[68] .
A IPS ProCAD (Ivoclar Vivadent) é uma cerâmica reforçada com leucite semelhante à IPS Empress, embora tenha um tamanho de partícula mais fino. Foi introduzida em 1998 para ser usada com o sistema CEREC in Lab (Sirona Dental Systems, Bensheim, Alemanha) e está disponível em diferentes tonalidades, incluindo a tonalidade branqueada e uma linha de blocos estéticos. As cerâmicas reforçadas com dissilicato de lítio (IPS Empress II-Ivoclar Vivadent) são verdadeiras cerâmicas de vidro com um teor de cristais de dissilicato de lítio de 70%.

A IPS e-max press (Ivoclar Vivadent) foi introduzida em 2005 como um material cerâmico de prensagem melhorado em comparação com a cerâmica IPS Empress. É uma cerâmica de vidro prensada de dissilicato de lítio, mas tem melhores propriedades físicas e translucidez. O volume cristalino e o índice reativo da cerâmica de pressão IPS e-max diferem dos da cerâmica IPS Empress e IPS Empress II, sendo a IPS e-max mais translúcida.

Cerâmica à base de alumina
As cerâmicas à base de alumina incluem: Porcelanas In-ceram e Propcera All Ceram. <u>Porcelanas In-Ceram</u> - In ceram é uma cerâmica infundida. É constituída por um núcleo de material reforçado que é construído sobre um

molde refratário. Durante a cozedura, o molde encolhe para poder ser retirado do núcleo, este processo é designado por técnica de fundição por deslizamento. Nesta fase, o núcleo é uma estrutura fraca e porosa.

A resistência é conferida através da pintura de uma pasta de vidro contendo lantânio no exterior do núcleo e da sua requeima. Durante a requeima, o vidro fundido é arrastado para a estrutura porosa, eliminando assim os espaços vazios e criando um compósito vitrocerâmico. Devido às diferenças no coeficiente de expansão térmica da alumina e do vidro, as tensões de compressão também foram melhoradas.

De acordo com a composição, a porcelana In-ceram é classificada em: In-ceram alumina, In-ceram spinell e In-ceram zircónia.

In-Ceram Alumina- A In-ceram Alumina foi introduzida em 1989 e é composta por 85% de partículas de óxido de alumínio com 2 a 5 μm de diâmetro. Este elevado teor de alumina permite uma resistência à flexão de 400 - 600 MPa. As cerâmicas de alumina em cerame têm uma maior resistência e tenacidade à fratura do que as cerâmicas de vidro reforçadas com leucite e a porcelana feldspática convencional, embora tenham uma translucidez inferior à das cerâmicas à base de vidro. Os blanks de alumina (VITABLOCS In-Ceram Alumina, VITA Zahnfabriks) também estão disponíveis para fresagem em combinação com os sistemas CEREC Sirona Dental.

Contém uma mistura de magnésia e de alumina (MgAl2O4) na estrutura para aumentar a translucidez. Esta translucidez deve-se tanto à origem cristalina do spindell, que lhe confere propriedades ópticas isotrópicas, como ao baixo índice de refração dos cristais. No entanto, a sua resistência à flexão é inferior à da alumina de in-cerâmica. Heffarenan et al. verificaram que o In-ceram spinell apresenta a maior translucidez relativa quando comparado com o IPS Empress, o IPS EmpressII e o In-ceram alumina. Este material pode ser maquinado com o sistema CEREC in Lab (Sirona Dental Systems) seguido de revestimento com porcelana feldspática.

In-Ceram Zirconia - É uma modificação da In-ceram Alumina original, é composta por 67% de óxido de alumínio e 33% de óxido de zircónio parcialmente estabilizado. Uma cerâmica de alumina modificada com zircónio (In-ceram Zirconia) tem maior resistência à fratura e resistência à flexão do que a In-ceram Alumina, com uma resistência à flexão de 600 - 800 MPa. O Inceram Zirconia tem um núcleo opaco que não tem translucidez, a sua opacidade é comparável à da liga metálica.

Também estão disponíveis blocos pré-fabricados parcialmente sinterizados de zircónia In-ceram para que a restauração possa ser fabricada por fresagem de cópia e depois revestida com porcelana feldspática[68]

Porcera All-Ceram - A Procera foi desenvolvida por Andersson e Oden em 1993.

Este material é fabricado a partir de coifas que contêm 99,9% de óxido de alumínio de elevada pureza, estas coifas são revestidas com cerâmica de alumínio convencional. O Procera tem a maior resistência quando comparado com o vidro e a cerâmica Inceram, com uma resistência à fratura de 680 MPa, e a sua resistência é inferior apenas à da cerâmica à base de zircónia. Foi afirmado por Heffernan et al. que o Procera All-ceram tem um nível de translucidez mais elevado do que o In-ceramAlumina e a Zircónia. As restaurações em cerâmica pura Procera são fabricadas utilizando a técnica de prensagem a seco, o molde de trabalho é digitalizado para definir a forma tridimensional da preparação. Os dados são enviados eletronicamente para as instalações de fabrico, onde um modelo com uma ampliação de 20% é copiado e utilizado para a técnica de prensagem a seco. Um pó de óxido de alumínio de elevada pureza é compactado mecanicamente no molde alargado e sinterizado a 1550°C, eliminando a porosidade e devolvendo o núcleo às dimensões do molde de trabalho. Foram avaliados diferentes tratamentos de superfície para demonstrar a força de ligação dos cimentos de resina composta às cerâmicas à base de alumina. Verificou-se que estas cerâmicas não são sensíveis ao condicionamento com ácido fluorídrico, pelo que um método eficaz para tornar ásperas as cerâmicas à base de alumina é o pré-tratamento por abrasão com partículas transportadas pelo ar.

Cerâmica à base de zircónio

A cerâmica à base de zircónio é um material policristalino que não contém vidro, todos os átomos estão agrupados em matrizes cristalinas regulares, através das quais é muito mais difícil abrir uma fenda do que na rede menos densa e irregular que se encontra nos vidros. Assim, as cerâmicas policristalinas são muito mais resistentes e fortes do que as cerâmicas à base de vidro. As próteses feitas de cerâmica policristalina não eram práticas antes da disponibilidade do fabrico assistido por computador. As cerâmicas à base de zircónio têm três formas: no seu ponto de fusão de 2680°C, a estrutura cúbica existe e transforma-se na fase tetragonal abaixo de 2370°C, a transformação da fase tetragonal em monoclínica ocorre abaixo de 1170°C e é acompanhada por uma expansão de volume de 3% - 5% que causa tensões internas elevadas. Para controlar a expansão do volume e estabilizar a zircónia na fase tetragonal à temperatura ambiente, é adicionado óxido de ítrio (Y2O3 3% mol). Esta zircónia parcialmente estabilizada tem uma elevada resistência à flexão inicial e resistência à fratura. Sob forças de tração, a fase tetragonal transforma-se em fase monoclínica com uma expansão localizada de 3% - 5%, este aumento de volume cria uma força de compressão na ponta da fenda que contraria as tensões de tração externas. Este fenómeno é conhecido como endurecimento por transformação e retarda a propagação da fenda. O mecanismo de endurecimento não impede a progressão de uma fenda, apenas dificulta a propagação da fenda. A zircónia parcialmente estabilizada com óxido de ítrio (Y-TZP) tem propriedades mecânicas atractivas como estabilidade química e dimensional, elevada resistência mecânica e resistência à fratura. Tem um módulo de fratura de 900 MPa e uma dureza de 1200 unidades Vickers.

Os núcleos das cerâmicas à base de zircónio têm uma radiopacidade comparável à do metal.

Utilizando a tecnologia de conceção assistida por computador/fabricação assistida por computador (CAD/CAM), o Y-TZP pode ser fabricado de dois modos.

No primeiro método, a restauração pode ser fresada a partir de um corpo verde macio de cerâmica homogénea de zircónia. A estrutura tem uma contração linear de 20% - 25% durante a sinterização, por isso é fresada numa estrutura alargada. A utilização de blocos pré-sinterizados mais macios encurtará o tempo de fresagem e reduzirá o desgaste das ferramentas de fresagem.

No segundo método, a restauração pode ser fabricada utilizando (CAD/CAM) a partir de peças pré-fabricadas totalmente sinterizadas para as dimensões finais, mas este método pode comprometer a microestrutura e a resistência do material. Um sistema que fresa o núcleo de zircónia no estado "verde" mais macio e depois sinteriza-o, é superior a um sistema que fresa o núcleo no estado sinterizado. Isto deve-se ao facto de este último requerer uma máquina de fresagem robusta e uma fresagem a alta temperatura que resultará em danos próximos da superfície e formação de defeitos que reduzirão significativamente a vida útil prevista da restauração.
A fresagem no estado verde seguida de sinterização permite uma fresagem a uma temperatura mais baixa, e a sinterização cura quaisquer defeitos induzidos pela fresagem.

Escolha do material cerâmico para o fabrico de facetas laminadas de porcelana de acordo com a situação clínica Dois factores importantes afectarão a escolha da cerâmica para o fabrico de facetas laminadas de cerâmica: a quantidade de carga funcional a que a faceta laminada de cerâmica está sujeita e a alteração de cor necessária através do fabrico da faceta laminada de cerâmica.

<u>Efeito da carga funcional na escolha do material de um revestimento laminado</u> cerâmico

Quando a quantidade de cargas funcionais é extensa, é necessária a utilização de material com grande resistência à fratura. Geralmente, ocorrem tensões de tração e de cisalhamento mais elevadas quando existem grandes áreas de porcelana sem suporte (como em casos de encerramento de diastemas e dentes com lascas ou fracturas), sobremordidas profundas, sobreposições de dentes, quando se colam facetas a substratos mais flexíveis, como a dentina e o compósito, quando existe bruxismo e quando as restaurações são colocadas mais distalmente. Nestas situações clínicas de maior risco, as cerâmicas de elevada resistência, tais como

cerâmicas à base de alumina, devem ser consideradas cerâmicas à base de zircónia.

Efeito da sombra na escolha do material para folheados laminados cerâmicos

Nas facetas laminadas de porcelana, a estrutura dentária de suporte ou o material de base da restauração estética é a principal fonte da cor resultante. Esta cor é influenciada pela espessura e translucidez da restauração final da faceta, como evidenciado pela quantidade de reflexão e dispersão da luz. A quantidade de luz que é absorvida, reflectida e transmitida depende da natureza química e do tamanho das partículas dentro do material do núcleo, em comparação com o comprimento de onda da luz incidente.

A translucidez, que é um fenómeno natural, varia entre as cerâmicas e demonstrou ser mais baixa nas cerâmicas do que no esmalte dos dentes naturais. Como tal, os clínicos enfrentam o desafio de selecionar a cor da faceta cerâmica e reproduzir propriedades ópticas semelhantes às dos dentes naturais adjacentes com elevada translucidez, especialmente quando os dentes preparados estão severamente descoloridos. Se uma restauração de cerâmica for colocada sobre uma estrutura dentária subjacente escura, a cor por baixo da cerâmica pode resultar em descoloração e sombreamento da restauração. Como a translucidez aumenta com as cerâmicas mais finas, a correspondência de cores nas facetas laminadas de porcelana será mais complicada. Para eliminar efeitos indesejáveis, devem ser considerados factores como a espessura da cerâmica, o tipo de cerâmica, a cor da cerâmica e a cor do cimento.

Para uma escolha correta da cerâmica em relação à cor, os pacientes podem ser divididos em dois tipos principais:

Pacientes do tipo I: São indivíduos programados para receberem alterações estéticas onde os dentes não apresentam alterações de cor. O único objetivo nestes casos é a aplicação de facetas laminadas de porcelana para modificações de forma,

Pacientes do tipo II: Estes pacientes estão programados para receber alterações estéticas e os dentes apresentam alternâncias de cor. Por conseguinte, para além das modificações de forma, o material cerâmico selecionado deve ser capaz de ocultar a cor dos dentes subjacentes.

Pergunta de revisão - Qual é o material com maior taxa de sobrevivência para laminados e folheados?

De acordo com o *ensaio clínico aleatório de boca dividida de Gresnigt,*[12] foram avaliadas a taxa de sobrevivência e a qualidade da sobrevivência de facetas indirectas de resina composta e laminado cerâmico.

Um total de 48 facetas indirectas de resina composta (n = 24) e facetas laminadas de cerâmica (IPS Empress n = 24) foram colocadas em dentes anteriores superiores. Concluíram que as facetas de cerâmica em dentes anteriores superiores neste estudo tiveram um desempenho significativamente melhor em comparação com as facetas laminadas indirectas de compósito após uma década, tanto em termos de taxa de sobrevivência como em termos de qualidade das restaurações sobreviventes.

De acordo com a *revisão sistémica e meta-análise de Susana et al*[73] , foram avaliados os principais resultados das facetas laminadas de cerâmica vítrea e de porcelana feldspática. Afirmaram que as facetas laminadas de cerâmica de vidro e de porcelana têm taxas de sobrevivência elevadas. A fratura/lascagem foi a complicação mais frequente, fornecendo evidências de que as facetas de cerâmica são uma opção de tratamento segura que preserva a estrutura dentária.

De acordo com o estudo que comparou *a porcelana feldspática e a cerâmica de vidro*[74] , não se registou uma diferença estatisticamente significativa nas taxas de eventos entre os subgrupos de diferentes materiais (feldspática vs. cerâmica de vidro). Os resultados desta revisão sistemática mostraram que as facetas cerâmicas fabricadas com cerâmica feldspática ou cerâmica de vidro têm uma sobrevivência clínica adequada durante pelo menos 5 anos de serviço clínico, com taxas de complicações muito baixas.

De acordo com o estudo[75] que compara as facetas Feldspathic & IPS Empress II com as facetas de compósito de laboratório (Gradia), foram retiradas as seguintes conclusões:

1) A resistência média ao cisalhamento obtida nas amostras Feldspathic é superior à dos grupos Gradia e IPS II; este facto pode estar relacionado com um protocolo de colagem diferente.

2) O padrão de fratura para ambos os grupos cerâmicos utilizados neste estudo foi principalmente do tipo misto (falha adesiva/coesiva), em comparação com o grupo Gradia, que fracturou principalmente em modo adesivo.

3) Os métodos utilizados para colar as resinas compostas de laboratório e/ou as cerâmicas modernas ao esmalte dentário têm de ser revistos e padronizados.

Conclusão

De acordo com os estudos acima referidos, pode tirar-se a seguinte conclusão:
- As facetas de cerâmica são melhores do que as facetas de compósito em termos da sua taxa de sobrevivência e da qualidade da restauração

- As facetas de cerâmica têm menos risco de fratura/lascagem
- As facetas cerâmicas fabricadas a partir de cerâmica feldspática ou de vidro têm uma taxa de sobrevivência adequada.
- A resistência de união da porcelana feldspática é superior à do compósito de laboratório e do grupo IPS II.

AVANÇOS RECENTES

1. Facetas dentárias monocromáticas espessas
2. Facetas de dentes empilhados ou feldspáticos com leucite reforçada
3. Componentes
4. E - max folheados
5. Facetas de zircónio
6. Lumineers
7. Da Vinciveneers
8. Folheado MAC
9. Durathin
10. Vivaneiros

FACETAS DE DENTES EMPILHADOS/FELDSPÁTICOS

Os feldspatos são compostos principalmente por dióxido de silício (60-64%) e dióxido de alumínio (20- 23%). Estes aluminossilicatos ocorrem naturalmente e contêm várias quantidades de potássio e sódio que são modificados de diferentes formas para criar vidro que é utilizado em restaurações dentárias. Este material proporciona um elevado valor estético e uma elevada translucidez, assemelhando-se muito aos dentes naturais. Devido ao elevado teor de vidro e à ausência de material de núcleo, são mais susceptíveis à fratura sob tensão mecânica. Assim, as facetas laminadas de cerâmica fabricadas a partir de porcelana feldspática obtêm a sua resistência a partir da forte ligação criada com o esmalte do substrato. A espessura da faceta é inferior a 0,5 mm, com ou sem preparação no esmalte.

As facetas feldspáticas são fabricadas utilizando uma técnica de estratificação. A desvantagem é que requer mais tempo e esforço de investimento para obter uma boa adaptação clínica da restauração. O processo de duplicação do modelo de trabalho com um material refratário frágil e a remoção desse material após o processo de queima é um procedimento muito sensível. Para evitar estes problemas no fabrico, são atualmente utilizadas cerâmicas feldspáticas CAD/CAM maquináveis em cadeira. Estes blocos pré-fabricados CAD/CAM têm uma boa resistência mecânica.

Um feldspático maquinável
Mark, introduzido em 1991 para o sistema CERECI (Chairside Economical Restoration of Esthetic Ceramics), tem uma boa resistência e um tamanho de grão mais fino que contém SiO_2 (6064%) e Al_2O_3 (20-23%). O condicionamento é efectuado com ácido fluorídrico para criar uma retenção micromecânica.

As vantagens deste material incluem:

- Reprodutibilidade da cor natural dos dentes
- Menos custos laboratoriais
- Melhor retenção mecânica,
- Menos preparação dos dentes e excelentes caraterísticas de adesão.

A resistência destes materiais é aumentada pela adição de partículas de enchimento como o dissilicato de lítio e a leucite. Estas cerâmicas reforçadas são indicadas para fabrico devido às suas propriedades ópticas e sensibilidade aos ácidos. Devido ao baixo índice de refração dos cristais, mesmo com elevado conteúdo cristalino, os materiais são translúcidos. A resistência à flexão da cerâmica reforçada com dissilicato de lítio é de 320-450 MPa e a da cerâmica reforçada com leucite é de 160-300 MPa60 .

COMPONENTES:

Utiliza uma técnica de revestimento direto. Trata-se de laminados compósitos polimerizados, pré-fabricados, com tonalidade de esmalte, que combinam as propriedades das facetas diretas e indirectas. Há uma remoção conservadora da estrutura dentária - 0,3 mm cervicalmente e 0,6-1 mm incisalmente. É seguido e desenvolvido um conceito de estratificação natural para permitir a combinação de todas as tonalidades de esmalte e dentina. Este conceito baseia-se numa técnica incremental de duas camadas que imita a anatomia do dente natural.

Indicadores:

1. Fratura de dente
2. Malformação
3. Diastema da linha média
4. Doenças de desgaste dos dentes
5. Correção estética
6. Descoloração

Contra-indicações:

1. Bruxismo
2. Cáries activas

Vantagens:

1. Não são necessárias análises laboratoriais
2. Sentar-se
3. Estética superior
4. Económico

REVESTIMENTOS E-MAX:

O dissilicato de lítio (2SiO2) foi introduzido pela primeira vez em 1988, como um material de núcleo prensado a quente e comercializado como IPSTM Empress 2, que contém aproximadamente 70% de enchimento de dissilicato de lítio cristalino. Devido à utilização do processo de fundição sob pressão, o material apresentava menos defeitos e uma distribuição uniforme dos cristais.

A reformulação e o aperfeiçoamento do processo de produção do IPS Empress 2 deram origem à produção de um novo revestimento cerâmico, que foi lançado em 2006 com o nome de IPSTM e-max press, o que levou à descontinuação do Empress 2 em 2009. O IPSTM e- max é uma cerâmica de vidro de dissilicato de lítio preparada para utilização CAD/CAM. Este material está disponível em "bluestate" e é composto por metassilicato de lítio ($LiSiO3$), que é mais fácil de fresar e tem uma elevada estabilidade de arestas. Após a conclusão do processo de fresagem, o material é tratado termicamente e não é efectuada nenhuma etapa de glazeamento, formando assim a restauração final de dissilicato de lítio. Os blocos parcialmente cristalizados utilizados para a fresagem são compostos por 40% de cristais de metassilicato de lítio, com 0,2-1,0 µm de tamanho, em forma de plaquetas e inseridos numa fase vítrea juntamente com núcleos de dissilicato de lítio. O material é considerado totalmente cristalizado após ter sido temperado a 850°C durante 20-25 minutos sob vácuo. Na forma parcialmente cristalizada, o material tem uma resistência à flexão de 130MPa, uma resistência à fratura de 0,91025MPa e uma dureza Vickers de 5400VHN. Após a têmpera da restauração, há uma contração linear de 0,2%, causando assim lacunas nas margens das restaurações. Na forma totalmente cristalizada, a resistência à flexão do material é de 262-360 MPa e a resistência à fratura é de 2,0-2,5 MPa. Este material está disponível em tonalidades standard e inclui também uma linha de tonalidades branqueadoras. É indicado como material de revestimento para inlays eonlays, próteses parciais fixas de três unidades e coroas parciais/ totais/ monolíticas.

FACETAS DE ZIRCÓNIO:

É um material policristalino feito de dióxido de zircónio que não contém vidro. A propagação de fissuras é difícil, uma vez que todos os átomos estão agrupados em matrizes cristalinas regulares, o que aumenta a dureza e a resistência. Tem três formas - no ponto de fusão 2680°C, a estrutura cúbica existe e transforma-se em fase tetragonal; abaixo de 2370°C, transforma-se de fase tetragonal em fase monoclínica; abaixo de 1170°C, há uma expansão do volume de 3% a 5%, o que provoca tensões internas elevadas. O óxido de ítrio é adicionado para reduzir a expansão do volume e também para estabilizar a zircónia na fase tetragonal à temperatura ambiente. Esta zircónia parcialmente estabilizada possui uma elevada resistência à flexão e resistência à fratura. Sob tensão de tração, a fase tetragonal transforma-se numa fase monoclínica com 3-5% de expansão localizada e isto cria uma força de compressão na ponta da fenda que contraria as tensões de tração. Este fenómeno é designado por endurecimento por transformação. A zircónia parcialmente estabilizada com óxido de ítrio (Y- TZP) tem excelentes propriedades mecânicas, elevada resistência mecânica e maior tenacidade à fratura. A resistência à fratura de um material é de 900 MPa e o número de resistência de Vickers é de 1200. Utilizando a técnica CAD/CAM, o Y-TZP pode ser fabricado por dois métodos: no primeiro método, a restauração pode ser fresada a partir de um corpo verde macio cerâmico homogéneo de zircónia, que tem uma retração de 20-25% durante a sinterização, pelo que é fresado numa estrutura alargada. No segundo método, a restauração pode ser fabricada a partir de uma peça pré-fabricada totalmente sinterizada até às dimensões finais, mas este método compromete a resistência.

Vantagens:

1. Alta resistência
2. Durabilidade
3. Longevidade
4. Biocompatibilidade
5. Procedimento de visita única Desvantagens:
6. A cor é difícil de combinar devido ao seu aspeto opaco
7. Potencial desgaste dos outros dentes - A dureza do material provoca o desgaste dos dentes opostos.

LUMINEIROS:

Foi introduzido pelo Dr. Mat Carty em 1990 e fabricado pela DenMat Corporation. É considerada uma das melhores facetas sem preparação. O Lumineer é uma estrutura tipo concha excecionalmente fina, feita por medida para os pacientes e colocada na estrutura dentária com um agente de ligação permanente. Este é o procedimento mais conservador e apenas é removido um máximo de 0,3 m de estruturas dentárias, o que permite manter a sua durabilidade devido à sua elevada resistência. Os Lumineers são feitos de porcelana de cerinato patenteada.

Indicações:

1. Dentes mal alinhados
2. Fecho do espaço interdentário.
3. Restauração de dentes fracturados
4. Descoloração

5. Dentes manchados
6. Mildcrowding Vantagens:
1. Técnica minimamente invasiva, uma vez que não é necessária qualquer preparação do dente e é colada diretamente ao dente
2. Estética superior
3. Duradouro
4. Não é necessária anestesia
5. Procedimento reversível, uma vez que não há preparação dos dentes
6. É utilizado para criar uma ortodontia instantânea. Os Lumineers são substitutos do tratamento ortodôntico, uma vez que alteram a forma e o alinhamento dos dentes.
7. Colocada sobre dentes desgastados para evitar mais desgaste e aumentar a resistência.
8. Colocados sobre coroas e pontes antigas para rejuvenescer o sorriso

FACETAS DA VINCI:
Foi introduzido pelo Dr. Joel. D. Gouldin em 2008 na Califórnia. São conchas ultrafinas (0,2-0,3 mm) de cerâmica da cor do dente que resistem à coloração, imitando o aspeto natural do dente. Requerem pouca ou nenhuma anestesia com uma quantidade mínima (0,5 mm) de preparação do dente.

Indicado para apinhamento, descoloração, espaçamento interdentário e dentes fracturados. A longevidade é boa devido a uma elevada força de ligação.

MAC VENEER :
A faceta MAC (Micro advanced cosmeticdivision) foi introduzida pelo Micro Dental Laboratory em Dublin em 2005. Trata-se de uma cerâmica prensada

As facetas são revestidas com tonalidades que atingem a cor natural e são contornadas para parecerem mais translúcidas. São mais fortes, mais espessas (0,8-1 mm) e ajustam-se mais firmemente à volta dos dentes. Estas facetas são de longa duração, resistentes às manchas, não abrasivas e de elevada durabilidade.

FOLHEADOS DE DURATHIN:
As facetas Durathin são fabricadas à medida a partir de material de porcelana ceratinizada que adere

diretamente à superfície frontal do dente sem ser necessário esmerilhar. As novas facetas Durathin foram desenvolvidas pelo Dr. Dennis Wells e pelo laboratório dentário

É tão fina como uma unha, 0,3 mm, enquanto as outras facetas tradicionais têm 0,5 mm de espessura. É mais adequada para pacientes que já têm facetas existentes que precisam de ser substituídas. As vantagens das facetas durathin incluem uma estética superior, longevidade clínica de cerca de 5 a 10 anos, procedimento indolor, sem anestesia e remoção mínima da estrutura dentária.

REFERÊNCIAS

1. Malone WF, Koth DL, Cavazos E Jr., Kaiser DA, Morgano SM. Teoria e Prática da Prostodontia Fixa de Tylman. 8.ª ed. Chennai, Delhi: All India Publishers and Distributors; 1997.
2. Buonocore MG. Um método simples para aumentar a adesão de materiais de enchimento acrílicos às superfícies de esmalte. J Dent Res. 1955 Dec;34(6):849-53.
3. Castelnuovo J, et al. Carga de fratura e modo de falha de facetas cerâmicas com diferentes preparações. O Jornal de dentisteria protética. 2000;83(2):171-173
4. Clyde J, Gilmour A. Facetas de porcelana: uma revisão preliminar. British dental journal. 1988;164(1):9.
5. Buonocore MG. Retrospecções sobre a colagem. Dental Clinics of North America. 1981 Abr 1;25(2):241-55.
6. Faunce FR, Myers DR. Restauração de incisivos permanentes com facetas laminadas. Journal of the American Dental Association (1939). 1976 Oct 1;93(4):790-2.
7. Walls A, Steele J, Wassell R. Crowns and other extra-coronal restorations: porcelain laminate veneers (coroas e outras restaurações extra-coronárias: facetas laminadas de porcelana). British dental journal. 2002;193(2):73-82.
8. Stappert CF, et al. Longevidade e carga de falha de facetas de cerâmica com diferentes designs de preparação após exposição a simulação mastigatória. The Journal of prostheticdentistry. 2005;94(2):132-139.
9. Berksun Semih, Kedicci, P. Sema e KalipcilarBetul. Um procedimento de matriz para reproduzir contornos dentários naturais ou esculpidos em facetas laminadas de porcelana. J. Prosthet Dent 1994:71:203-5
10. Dumfahrt Herbert. Facetas laminadas de porcelana. Uma avaliação retrospetiva após 1 a 10 anos de serviço: Parte I - procedimento clínico Int J. Prosthodont 1999; 12:505-513.
11. Galip gruel.The Science and Art of Porcelain Laminate Veneers (A Ciência e a Arte das Facetas Laminadas de Porcelana). Quintessence Publishing Co. Ltd. 2003; 172-189
12. DeHoff PH, Anusavice KJ. Efeito do desenho do metal na distorção marginal de

coroas metalo-cerâmicas. Jornal de investigação dentária. 1984 Nov;63(11):1327-31.

13. Tanaka, T. et al. "Pó esférico para retenção de facetas de resina acrílica termoendurecível". The Journal of prosthetic dentistry 39 3 (1978): 295-303 .
14. Avery, David R.. "A utilização de facetas acrílicas pré-formadas para o tratamento estético de dentes permanentes anteriores severamente descoloridos." Internacional dental journal 301 (1980):49-53 .
15. Ronk SL. Laminados dentários: que técnica?! Am Dent Assoc. 1981 Feb;102(2):186 8.
16. Smith DC, Pulver F. Materiais de revestimento dentário estético. International Dental Journal.1982 Sep 1;32(3):223-39.
17. Ehrnford L. Facetas laminadas compostas com uma fase inorgânica contínua que inclui redes de fibras de vidro sinterizadas microporosas. Ata Odontologica Scandinavica. 1983 Jan1;41(5):265-70.
18. Cannon ML, Marshall GW Jr, Marshall SJ, Cooley RO. Resistência da superfície à abrasão de facetas de resina laminada pré-formadas. J Prosthet Dent. 1984 Sep;52(3):323-30. doi: 10.1016/0022-3913(84)90436-0. PMID: 6592331.
19. Toh CG, Setcos JC, Weinstein AR. Facetas laminadas dentárias indirectas - uma visão geral. Journal of dentistry. 1987 Jun 1;15(3):117-24.
20. Nicholls J.I. Cimentação de facetas estéticas. J. Prosthet Dent 1986, 56). 9-12.
21. Quinn F, McConell R.J. e Byone D. Porcelana laminada: Uma revisão. Br. Dent J. 1986; 161:61-65
22. Zidan Omer e Hill Gary. Concentração de ácido fosfórico: Perda da superfície do esmalte e resistência de união. J.Prosthet Dent 1986; 55:388-92.
23. Stangel I, Nathanson D, Hsu CS. Resistência ao cisalhamento da ligação do compósito à porcelana condicionada. Jornal de investigação dentária. 1987 Sep;66(9):1460-5.
24. Tijan Anthony H.L., Dunn R. James &Sanderson lan R. J. Prosthet Dent 1989; 61:276- 82
25. Sheets CG, Taniguchi T. Vantagens e limitações na utilização de restaurações de facetas de porcelana. The Journal of prosthetic dentistry. 1990 Oct 1;64(4):406-1 1.

26. O'Keefe KL, Pease PL, Herrin HK. Variáveis que afectam a transmitância espetral da luz através de amostras de facetas de porcelana. The Journal of prosthetic dentistry. 1991 Out 1;66(4):434-8.
27. Exner HV. Previsibilidade da correspondência de cores e as possibilidades de melhoria das facetas laminadas de cerâmica. The Journal of Prosthetic Dentistry. 1991 maio 1;65(5):619-22.
28. Hui, K K et al. "Uma avaliação comparativa das resistências das facetas de porcelana para dentes incisivos em função das suas caraterísticas de conceção". British Dental Journal 171 (1991): 51-55.
29. Kedici, P.Sema et al. "Effect of glass ionomer liners on bonding strength of laminate veneers." The Journal of prosthetic dentistry 68 1 (1992): 29-32 .
30. Lacy AM, Wada C, Du W, Watanabe L. Microinfiltração in vitro na margem gengival de facetas de porcelana e resina. The Journal of prosthetic dentistry. 1992 Jan 1;67(1):7- 10.
31. Sorensen JA, Kang SK, Torres TJ, Knode H. Próteses parciais fixas In-Ceram: resultados de um ensaio clínico de três anos. Jornal da Associação Dentária da Califórnia. 1998 Mar 1;26(3):207-13.
32. Wall JG, Reisbick MH, Espeleta KG. Espessura de cimentação sob facetas de porcelana feitas em folha de platina. The Journal of Prosthetic Dentistry. 1992 Sep 1;68(3):448-50.
33. Lang, Steven A. e Clifford B. Starr. "Cerâmica de vidro fundível para restaurações de facetas". The Journal of prosthetic dentistry 67 5 (1992): 590-4 .
34. Sheets CG, Taniguchi T. Uma técnica multidie para o fabrico de facetas laminadas de porcelana. The Journal of Prosthetic Dentistry. 1993 Oct 1;70(4):291-5.
35. Ferrari M, Koken S, Grandini S, Ferrari Cagidiaco E, Joda T, Discepoli N. Influência da recolocação da margem cervical (CMR) na saúde periodontal: Resultados de 12 meses de um ensaio controlado. J Dent. 2018 Feb;69:70-76.
36. Ozden AN, Akaltan F, Can G. Efeito dos tratamentos de superfície da porcelana na resistência de união ao cisalhamento do cimento de cura dupla aplicado. The Journal of prosthetic dentistry. 1994 Jul 1;72(1):85-8.
37. Berksun S, Kedici PS, Kalipcilar B. Um procedimento de matriz para reproduzir contornos dentários naturais ou esculpidos em facetas laminadas de porcelana. The

Journal of Prosthetic Dentistry. 1994 Feb 1;71(2):203-5.

38. Pippin DJ, Mixson JM, Soldan-Els AP. Avaliação clínica de incisivos superiores restaurados: facetas vs. coroas PFM. The Journal of the American Dental Association. 1995 Nov 1;126(11):1523-9.

39. Zalkind M, Hochman N. Restaurações provisórias de facetas laminadas: um relatório clínico. Journal of Prosthetic Dentistry. 1997 Feb 1;77(2):109-10.

40. Yaman P, Qazi SR, Dennison JB, Razzoog ME. Efeito da adição de orcelana opaca na cor final dos laminados de porcelana. The Journal of prosthetic dentistry. 1997 Feb 1;77(2):136-40.

41. Peumans M, Van Meerbeek B, Lambrechts P, Vuylsteke-Wauters M, Vanherle G. Desempenho clínico de cinco anos das facetas de porcelana. Quintessência internacional. 1998 Abr 1;29(4).

42. Brunton PA, Aminian A, Wilson NH. Técnicas de preparação dos dentes para facetas laminadas de porcelana. British dental journal. 2000 Sep;189(5):260-2.

43. Magne P, Douglas WH. Facetas de porcelana: otimização da ligação à dentina e recuperação biomimética da coroa. Jornal Internacional de Prótese Dentária. 1999 Mar 1;12(2).

44. Braga RR, Ballester RY, Carrilho MR. Estudo piloto sobre a resistência ao cisalhamento precoce da união porcelana-dentina utilizando cimentos de dupla polimerização. The Journal of prosthetic dentistry.1999 Mar 1;81(3):285-9.

45. Dumfahrt H. Facetas laminadas de porcelana. Uma avaliação retrospetiva após 1 a 10 anos de serviço: Parte I - Procedimento clínico. Jornal Internacional de Prótese Dentária. 1999 Nov 1;12(6).

46. Zhang F, Heydecke G, Razzoog ME. Facetas de porcelana de camada dupla: efeito da estratificação na cor da faceta resultante. O Jornal de odontologia protética. 2000 Oct 1;84(4):425-31.

47. Gresnigt MM, Sugii MM, Johanns KB, van der Made SA. Comparação de facetas laminadas cerâmicas convencionais, facetas laminadas parciais e restaurações diretas de resina composta na resistência à fratura após envelhecimento. Jornal do comportamento mecânico de materiais biomédicos. 2021 Feb 1;114:104172.

48. Aristidis GA. Restauração de um dente primário com facetas de porcelana: Um relatório clínico. Journal of Prosthetic Dentistry. 2000 maio 1;83(5):504-7.

49. Castelnuovo J, Tjan AH, Phillips K, Nicholls JI, Kois JC, de Washington U. Carga de fratura e modo de falha de facetas de cerâmica com diferentes preparações. The Journal ofprosthetic dentistry. 2000 Feb 1;83(2):171-80.

50. Ho HH, Chu F, Stokes AN. Comportamento de fratura de incisivos mandibulares humanos após tratamento endodôntico e restauração com facetas de porcelana. Jornal Internacional de Prótese Dentária. 2001 maio 1;14(3).

51. Magne P, Belser UC. Porcelana versus inlays/onlays de compósito: efeitos de cargas mecânicas na distribuição de tensões, adesão e flexão da coroa. Jornal Internacional de Periodontia e Dentisteria Restauradora. 2003 Dec 1;23(6).

52. Aykent F, Usumez A, Ozturk AN, Yucel MT. Efeito das restaurações provisórias na resistência de união final de facetas laminadas de porcelana. Jornal de reabilitação oral. 2005Jan;32(1):46-50.

53. 44. Blatz MB, Sadan A, Kern M. Colagem de resina-cerâmica: uma revisão da literatura. The Journal of prosthetic dentistry. 2003 Mar 1;89(3):268-74.

54. Rafeek R, Seymour K, Zou L. Medição Dimensional para Odontologia. InModern Metrology Concerns 2012 maio 16. IntechOpen.

55. Isgrò G, Pallav P, van der Zel JM, Feilzer AJ. A influência da porcelana de revestimento e de diferentes tratamentos de superfície na resistência à flexão biaxial de uma cerâmica prensada a quente. The Journal of prosthetic dentistry. 2003 Nov 1;90(5):465-73.

56. Veneziani M. Facetas laminadas em cerâmica: procedimentos clínicos com uma abordagem multidisciplinar. Int J Esthet Dent. 2017 Dec 1;12(4):426-48.

57. Alothman Y, Bamasoud MS. O sucesso das facetas dentárias de acordo com o desenho da preparação e o tipo de material. Revista macedónia de ciências médicas de acesso aberto. 2018 Dec 12;6(12):2402.

58. Blatz MB, Chiche G, Bahat O, Roblee R, Coachman C, Heymann HO. Evolução da odontologia estética. Jornal de investigação dentária. 2019 Nov;98(12):1294-304.

59. Gugelmin BP, Miguel LC, Baratto Filho F, Cunha LF, Correr GM, Gonzaga CC. Estabilidade de cor de facetas cerâmicas cimentadas com cimentos resinosos e compósitos pré-aquecidos: acompanhamento de 12 meses. Revista Brasileira de Odontologia. 2020 Mar 6;31(1):69-77.

60. Zhong Yi LI, He Fei BA, Yi Jiao ZHAO YW, Hong Qiang YE, Yu Chun SU. Avaliação 3D da precisão da preparação dos dentes para facetas laminadas assistidas por guias de restrição rígidas impressas por fusão selectiva a laser. Chin J Dent Res. 2020;23(3):183- 9.
61. Gresnigt MM, Sugii MM, Johanns KB, van der Made SA. Comparação de facetas laminadas cerâmicas convencionais, facetas laminadas parciais e restaurações diretas de resina composta na resistência à fratura após envelhecimento. Jornal do comportamento mecânico de materiais biomédicos. 2021 Feb 1;114:104172.
62. AlJazairy YH. Taxas de sobrevivência para facetas laminadas de porcelana: uma revisão sistemática. Jornal Europeu de Medicina Dentária. 2021 maio;15(02):360-8.
63. Sartori N, Ghishan T, O'Neill E, Hosney S, Zoidis P. Guias de redução dentária concebidas digitalmente e fabricadas aditivamente para preparações de facetas laminadas de porcelana: Um relatório clínico. O Jornal de Odontologia Protética. 2022 Dec 6.
64. Baig MR, Qasim SS, Baskaradoss JK. Adaptação marginal e interna de facetas laminadas de porcelana: Uma revisão sistemática e meta-análise. O Jornal de Odontologia Protética. 2024 Jan 1;131(1):13-24.
65. Elkhishen EA, Al-Zordk W, Hassouna M, Elsherbini A, Sakrana AA. Efeito da cerâmica e do tipo de cimento resinoso na estabilidade de cor e translucidez de facetas laminadas de cerâmica para o fecho de diastemas: um estudo in vitro. Relatórios científicos. 2022 Dec 21;12(1):22082.
66. Malathi Suresh, S. Mitthra & Anuradha, Balasubramaniam & Changankary, Joseph &Subbiya, Arunajatesan. (2020). Uma visão geral detalhada sobre folheados - considerações clínicas e de diagnóstico.

67. Hong N, Yang H, Li J, Wu S, Li Y. Efeito dos desenhos de preparação no prognóstico das facetas laminadas de porcelana: uma revisão sistemática e meta-análise. Dentisteria operatória.2017 Nov 1;42(6):E197-213.
68. Meijering AC, Creugers NH, Roeters FJ, Mulder J. Sobrevivência de três tipos de restaurações de facetas num ensaio clínico: uma avaliação intercalar de 2,5 anos. Journal of dentistry. 1998 Sep 1;26(7):563-8.

69. da Costa DC, Coutinho M, de Sousa AS, Ennes JP. Uma meta-análise sobre o desenho de preparo mais indicado para facetas laminadas de porcelana. J Adhes Dent. 2013 Jun 1;15(3):215-0.
70. Thaj B, Joseph A, Ramanarayanan V, Singh P, Ravi AB, Krishnan V. Resistência à fratura de dois desenhos de preparação em facetas laminadas anteriores: Uma revisão sistemática e meta-análise. Revista Mundial de Medicina Dentária. 2022 Aug 26;13(6):666-76.
71. Blunck U, Fischer S, Hajtó J, Frei S, Frankenberger R. Facetas laminadas em cerâmica: efeito do desenho da preparação e da espessura da cerâmica na resistência à fratura e na qualidade marginal in vitro. Investigações clínicas orais. 2020 Aug;24:2745-54.
72. Gresnigt MMM, Cune MS, Jansen K, van der Made SAM, Ozcan M. Ensaio clínico aleatório sobre facetas indirectas de resina composta e laminado cerâmico: Resultados até 10 anos. J Dent. 2019 Jul;86:102-109
73. Morimoto S, Albanesi RB, Sesma N, Agra CM, Braga MM. Principais Resultados Clínicos das Facetas de Porcelana Feldspática e Laminado de Cerâmica de Vidro: Uma Revisão Sistemática e Meta-Análise das Taxas de Sobrevivência e Complicações. Int J Prosthodont. 2016 Jan-Fev;29(1):38-49.
74. Petridis HP, Zekeridou A, Malliari M, Tortopidis D, Koidis P. Sobrevivência de facetas de cerâmica feitas de diferentes materiais após um período mínimo de acompanhamento de cinco anos: uma revisão sistemática e meta-análise. Eur J Esthet Dent. verão de 2012;7(2):138-52
75. Nikzad S, Azari A, Dehgan S. Facetas de cerâmica (Feldspathic & IPS Empress II) vs. compósito de laboratório (Gradia); uma comparação entre a sua resistência ao cisalhamento e o esmalte; um estudo in vitro. J Oral Rehabil. 2010 Jul;37(7):569-74

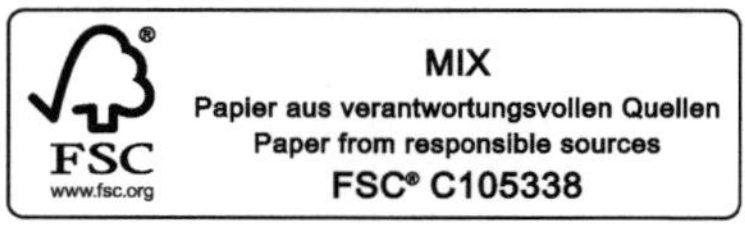

Printed by Books on Demand GmbH, Norderstedt / Germany